编委会

主　编　金艳鸿　李莹莹

副主编　付　丽　许秋颖　张微微

编　委（按姓名拼音排序）

蔡　爽　蔡　硕　陈　倩　陈欣悦　陈雪莹
崔月敏　段维丹　宫　珏　韩　帅　李　跃
刘　洁　卢　燚　马　颖　宋玉媛　唐亚男
王　铮　王春英　王丽佳　解国静　徐子涵
闫春莉　杨丽娜　杨秀明　尹　璐　于　瑶
张晶莹　张珊珊　赵　龙　赵红梅　钟丽霞

解密 ICU

金艳鸿 李莹莹 | 主编

科学技术文献出版社
·北京·

图书在版编目(CIP)数据

解密ICU / 金艳鸿,李莹莹主编. —北京:科学技术文献出版社,2025.3
ISBN 978-7-5235-0882-4

Ⅰ.①解… Ⅱ.①金… ②李… Ⅲ.①险症—诊疗—普及读物 Ⅳ.①R459.7

中国国家版本馆CIP数据核字(2023)第204272号

解密ICU

策划编辑:王黛君　责任编辑:吕海茹　责任校对:张永霞　责任出版:张志平

出　版　者	科学技术文献出版社
地　　　址	北京市复兴路15号　邮编 100038
编　务　部	(010)58882938,58882087(传真)
发　行　部	(010)58882905,58882868
邮　购　部	(010)58882873
官 方 网 址	www.stdp.com.cn
发　行　者	科学技术文献出版社发行　全国各地新华书店经销
印　刷　者	北京地大彩印有限公司
版　　　次	2025年3月第1版　2025年3月第1次印刷
开　　　本	880×1230　1/32
字　　　数	178千
印　　　张	9
书　　　号	ISBN 978-7-5235-0882-4
定　　　价	59.80元

版权所有　违法必究

购买本社图书,凡字迹不清、缺页、倒页、脱页者,本社发行部负责调换

推荐序 1

ICU，即重症监护病房，是医院中最为繁忙且接近死亡的地方。这里的大多数患者病情危重，需要依靠先进的医疗设备和医疗技术来维持生命。然而，ICU 并不仅仅是一个冷冰冰的技术堆砌之地，它更是一个充满温情与希望的地方。在这里，医护人员用他们的专业知识和无私奉献，为患者点亮了一盏盏生命之灯，让他们在黑暗中看到了希望的光芒。

对大多数人来说，ICU 是一个神秘而陌生的地方。在日常的医疗工作中，我们目睹了太多患者和家属在面对 ICU 时的迷茫、无助与恐惧。ICU 那紧闭的大门、复杂的仪器设备以及高度专业的医疗术语，仿佛一道无形的屏障，将他们阻挡在理解与参与救治的门外。这种信息的不对称，不仅加重了患者家属的心理负担，有时甚至可能影响到救治的效果与患者的预后。ICU 的高度专业化、技术化以及封闭性，使得患者和家属往往难以了解其中的真实情况。基于此，首都医科大学附属北京友谊医院重症医学科医护团队撰写了这本关于 ICU 的科普书籍，旨在通过深入浅出的文字，

解密 ICU

向大家介绍 ICU 的工作原理、医疗设备、治疗方法以及医护人员的护理内容。

希望通过这本书，读者能够对 ICU 有一个更加全面、客观的认识，从而在面对疾病和生死时，能够更加从容、淡定。

更希望这本书能够成为一座桥梁，连接起患者、家属与医护人员之间的心灵沟通，彼此相互理解和支持，将更有助于提高患者的治疗效果和康复，也能够让医患关系更加和谐、融洽。

北京护理学会秘书长

推荐序 2

在医院的众多科室中，重症监护病房（ICU）始终笼罩着一层神秘的面纱。对普通大众而言，ICU 既象征着生的希望，却又因其相对封闭的环境和高度专业的医疗操作，让人感觉遥远而陌生。

ICU，作为医院的核心救治单元，汇聚了最先进的医疗设备与顶尖的医疗团队，承担着对危重症患者进行全方位、高强度监护与治疗的重任。这里，每分每秒都在上演与死神的博弈，每一个决策、每一次操作都关乎患者的生死存亡。然而，由于其环境的特殊性以及病情的复杂性，外界对 ICU 的认知往往局限于表面，误解与好奇并存。

本书《解密 ICU》犹如一把珍贵的钥匙，为读者打开了这扇神秘之门。本书作者均为临床医护人员，他们凭借深厚的专业知识与丰富的临床经验，以通俗易懂的语言，深入浅出地解答了患者和家属关于 ICU 的常见种种疑问，多维度揭开了 ICU 的神秘面纱，可以帮助读者了解：每一台看似冰冷的医疗设备背后，都蕴含着对生命的热切守护，每一个忙碌身影的背后，

解密ICU

都是对职责的坚守与对生命的尊重。

无论是患者家属渴望了解亲人在ICU中的治疗过程,还是普通大众希望增进对医疗知识的认知,抑或是医学生想要深入学习危重症救治理念,本书都无疑是一本不可多得的佳作。它不仅能消除大众对ICU的恐惧与误解,更能让我们明白,在生命的赛道上,ICU是那道坚固的防线,始终为我们的健康保驾护航。

相信通过阅读本书,读者将对ICU有全新的认识,也会对生命的顽强与脆弱有更深刻的感悟。让我们一同翻开书页,开启这场解密ICU的奇妙之旅。

段美丽

首都医科大学附属北京友谊医院重症医学科主任

北京市重症医学质控中心主任

自序 1

在医疗领域的浩瀚星空中，重症监护病房（ICU）无疑是那颗最为璀璨却也最为沉重的星辰。这里，生命与死亡的较量每天都在无声地上演，希望与绝望交织成一幅幅复杂而细腻的画面，它不仅是危重患者生命的最后防线，也是家属情感与希望的聚集地。然而，对于初次踏入这片神秘而紧张领域的患者及家属而言，ICU 常常伴随着恐惧、无助与迷茫。

正是基于这种沉重与希望并存的独特性，我们编写了这本旨在向 ICU 患者及家属提供全面、实用知识的科普书籍。我们深知，在面对生命危机时，每一分理解、每一丝慰藉都至关重要。我们深知，在这个关键时刻，信息的缺乏和误解往往比疾病本身更加令人恐惧和不安。因此，我们希望通过这本书，为那些正在或曾经踏入 ICU 的人提供一盏明灯，照亮他们前行的道路。

本书的内容涵盖了 ICU 的总体概况、仪（ICU 的仪器都有哪些？）、食（ICU 患者怎么吃？）、住（ICU 住院期间都干什么？）、行（ICU 患者如何活动？），以

解密 ICU

及 ICU 常见疾病及日常急救技能等多个方面。我们力求以通俗易懂的语言，揭开 ICU 的神秘面纱，结合生动的案例和实用的图表，将复杂的医学知识转化为易于理解和接受的信息。同时，我们也特别关注了患者及家属在 ICU 期间的情感体验和心理需求，希望帮助他们缓解焦虑、增强信心，共同面对生命的挑战。

我们希望通过这本书搭建起一座桥梁，连接起 ICU 内的患者与家属及外界的温暖、支持。让每一位身处困境中的人都能感受到希望的光芒，让每一颗焦虑不安的心都能找到安放的港湾。

最后，我们要感谢所有参与本书编写、审核与出版的工作人员，以及那些默默奉献在 ICU 一线的医护人员，是他们的辛勤付出与不懈努力，让这本书得以问世，为无数家庭送去温暖与力量。

让我们一起携手，共同迎接每一个生命的奇迹！

自序 2

ICU 对很多人而言是医院里一个神秘和紧张的领域，这里是生命的最后一道防线，也是医学奇迹诞生的摇篮。

作为一名在 ICU 工作 16 年的护士，我有幸见证了无数生命的起伏与转折，也深刻体会到了这个特殊环境下的科学技术与人文关怀的交融。我深知每一名入住 ICU 患者的迷茫和未知，时刻不敢忘记刚工作时老师的话：在 ICU 里工作一定要慎独，要更加的细致，这里的患者没有家属的陪伴，有的患者甚至没有意识，病情危重，是一个凭着良心护理患者的地方，我们希望什么样的护士来照顾自己的亲人，自己就要做什么样的护士。这些话一直在我心头萦绕，我们的团队是这么想的，也是这么做的。

在日常工作中，我们将患者和家属关注的内容进行收集，通过点点滴滴的积累，成形了今天的《解密ICU》。我们就是想让那些不了解 ICU 的患者和读者能够更加清晰地了解这个特殊的科室，不畏惧、不焦虑，配合医生、护士更好地进行治疗，同时相信我们医生、护士。

  组织大家写此书的目的，不仅是为了科普，更是为了传递一种信念：在 ICU 这个与死神赛跑的地方，每一次心跳的恢复、每一次呼吸的稳定，都是对生命最深切的尊重和守护。我们希望通过这本书，能够让更多的人理解 ICU 医护人员的辛勤付出，以及患者和家属在面对重症时的不易。

  在未来的日子里，愿这本书能够成为一盏明灯，照亮那些在黑暗中摸索的患者和家属，也希望它能够成为一把钥匙，打开 ICU 神秘世界的大门，让更多的人了解并尊重这个守护生命的专业领域。

  谨以此书，献给所有勇敢面对疾病挑战的患者和家属，以及所有在 ICU 中奋斗的医护人员。

李莹莹

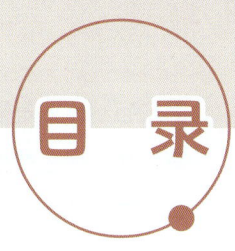

目 录

第一章 ICU概况 ···································· 1
- 第一节 什么是ICU？ ································ 2
- 第二节 ICU是怎么发展起来的？ ······················ 4
- 第三节 ICU的环境是什么样的呢？ ···················· 6
- 第四节 ICU可以收治哪些患者？ ······················ 8
- 第五节 ICU的特级护理是什么？ ······················ 9
- 第六节 护士是否一对一照顾？ ······················· 11
- 第七节 病危与病重分别是什么意思？ ················· 13
- 第八节 ICU的患者每天都需要抢救吗？ ··············· 15
- 第九节 探视与陪住的规定分别是什么？ ··············· 17
- 第十节 人文关怀护理是什么？ ······················· 19

第二章 仪——ICU的仪器都有哪些？ ················ 23
- 第一节 什么是心电监护仪？ ························· 24
- 第二节 什么是CVP？ ······························· 30
- 第三节 什么是IBP监测？ ··························· 32
- 第四节 什么是平均动脉压？ ························· 34
- 第五节 什么是PiCCO？ ····························· 35

第六节　什么是输液泵和注射泵? ……… 37

第七节　什么是控温毯? ……………… 39

第八节　什么是呼吸机? ……………… 41

第九节　什么是血滤机? ……………… 43

第十节　什么是ECMO? ……………… 45

第十一节　什么是除颤器? …………… 48

第十二节　什么是IABP? ……………… 50

第十三节　什么是支气管镜? ………… 52

第十四节　什么是血气分析仪? ……… 54

第十五节　什么是免疫分析仪? ……… 57

第十六节　什么是气管插管? ………… 59

第十七节　气管插管患者为什么不能说话? …… 61

第十八节　什么时候能拔除气管插管? …… 63

第十九节　什么是气管切开? ………… 65

第二十节　什么是吸氧? ……………… 67

第三章　食——ICU患者怎么吃? ……… 73

第一节　什么是营养支持? …………… 74

第二节　什么是禁食水? ……………… 77

第三节　什么是流食和半流食? ……… 79

第四节　什么是肠外营养? …………… 82

第五节　什么是肠内营养? …………… 84

第六节　鼻饲营养如何操作? ………… 88

第七节　如何预防误吸? ……………… 91

第八节　什么情况下需要补充蛋白质？ ……………… 93
第九节　为什么要补充乳酸菌？ ……………………… 95

第四章　住——ICU住院期间都干什么？ ……………… 97

第一节　住进ICU就是等死吗？ ……………………… 98
第二节　ICU的床是什么样的？ ……………………… 99
第三节　患者在夜里能好好休息吗？ ………………… 101
第四节　为什么总有机器在响？ ……………………… 104
第五节　如何为患者保持舒适度？ …………………… 106
第六节　可不可以把手机等电子设备带进ICU？ …… 107
第七节　疼痛如何评估？ ……………………………… 109
第八节　怎么为患者约束？ …………………………… 112
第九节　大手术后住进ICU有什么意义？ …………… 114
第十节　麻醉术后多久能醒？ ………………………… 116
第十一节　外科术后什么时候可以喝水、吃饭？ …… 118
第十二节　为什么要用腹带？ ………………………… 120
第十三节　为什么有尿却尿不出来？ ………………… 122
第十四节　为什么要每小时看尿量？ ………………… 124
第十五节　为什么需要每天抽血？ …………………… 126
第十六节　输液方式都有哪些？ ……………………… 128
第十七节　患者身上的管路都有哪些？ ……………… 130
第十八节　如何帮助患者翻身活动？ ………………… 132
第十九节　如何进行口腔护理？ ……………………… 135
第二十节　如何进行会阴冲洗？ ……………………… 137

第二十一节	什么是温水擦浴？	138
第二十二节	什么是药物灌肠？	140
第二十三节	预防感染都有哪些措施？	142
第二十四节	什么是超级细菌？	144
第二十五节	氯己定湿巾怎么使用？	147
第二十六节	皮肤保护用品都有哪些？	149
第二十七节	家属都需要签哪些字？	151
第二十八节	家属需要准备哪些物品？	153
第二十九节	患者需要在ICU住多久？	155
第三十节	怎样了解患者病情？	157
第三十一节	住ICU需要多少费用？	159
第三十二节	患者有事怎么和医生说？	160
第三十三节	医生说的意识障碍是什么？	162
第三十四节	意识障碍患者，家属跟他说话他知道吗？	165
第三十五节	什么是危急值？	166
第三十六节	怎么外出做检查？	167
第三十七节	怎么预防压力性损伤？	168
第三十八节	出院后如何复查？	171
第三十九节	在ICU中怎么进行中西医结合治疗？	172
第四十节	什么是ICU后综合征？	173
第四十一节	什么是临终关怀与安宁疗护？	175
第四十二节	什么是器官捐献？	176

目 录

第五章　行——ICU患者如何活动？ ... 179

- 第一节　什么是ICU获得性衰弱？ ... 180
- 第二节　早期活动都有哪些内容？ ... 182
- 第三节　如何进行早期活动？ ... 184
- 第四节　什么是胸部物理治疗？ ... 189
- 第五节　早期活动是否影响机器运转？ ... 195
- 第六节　肝移植患者如何进行术后早期活动？ ... 197
- 第七节　肝移植患者早期活动有哪些注意事项？ ... 200
- 第八节　"从ICU到康复"的过程中都有哪些康复治疗？ ... 202
- 第九节　VTE内容知多少？ ... 205

第六章　疾病——ICU常见的疾病都有哪些？ ... 213

- 第一节　什么是呼吸衰竭？ ... 214
- 第二节　什么是急性呼吸窘迫综合征？ ... 216
- 第三节　什么是肺部感染？ ... 219
- 第四节　什么是重度颅脑损伤？ ... 221
- 第五节　什么是心力衰竭？ ... 222
- 第六节　什么是急性胰腺炎？ ... 225
- 第七节　什么是糖尿病酮症酸中毒？ ... 228
- 第八节　什么是热射病？ ... 231
- 第九节　什么是多器官功能障碍综合征？ ... 234
- 第十节　什么是脓毒症？ ... 236

第十一节　什么是器官移植? ……………………… 239
第十二节　什么是肾移植? ………………………… 242
第十三节　什么是肝移植? ………………………… 245

第七章　日常急救技能 …………………………… 251

第一节　心搏骤停——心肺复苏 …………………… 252
第二节　气管异物——成人海姆立克急救法 ……… 254
第三节　急性胸痛 …………………………………… 255
第四节　中暑——迅速降温散热 …………………… 256
第五节　扭伤——"RICE"原则 …………………… 257
第六节　烧伤、烫伤 ………………………………… 258

附　录 …………………………………………………… 259
参考文献 ………………………………………………… 265

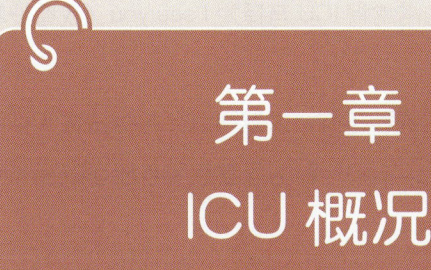

第一章
ICU 概况

第一节 什么是ICU？

ICU 是 intensive care unit 的英文缩写，一般翻译为"重症监护病房""加强监护病房""重症医学病房"。intensive 可以翻译为"加强""集中"，care 则可以理解为"看护"和"治疗"。ICU 就是在一个单元里，救治和管理急危重症患者，为其提供高质量的医疗救治及优质的护理服务。我们也常常将 ICU 音译为 I see you（我看护着你）、爱细优、爱喜优等。

ICU 目前根据收治的病种不同，大致可以分为综合性 ICU 和专科性 ICU 两大类（表 1-1），不同专科的危重症患者都可以在 ICU 得到更专业、更有效的救治。

表 1-1 ICU 分类

总体分类	ICU 名称	收治疾病、患者类型
综合性 ICU	外科重症监护病房（SICU）	重症患者或者大手术患者
	内科重症监护病房（MICU）	急性呼吸衰竭、慢性阻塞性肺疾病、严重肺部感染性疾病、多脏器功能衰竭，各种原因引起的昏迷、各种急慢性肾衰竭连续性肾脏替代治疗（CRRT）、急性胰腺炎等内科重症的患者
	急诊重症监护病房（EICU）	急性危重症患者，包含重症肺部感染、急性中毒、严重车祸患者等
专科性 ICU	新生儿重症监护病房（NICU）	免疫功能低下的新生患儿，为危重新生儿提供最大程度的抢救、治疗和支持
	产科重症监护病房（OICU）	需要抢救的高危孕产妇
	儿科重症监护病房（PICU）	可逆转的多脏器功能衰竭的儿童，各类休克、需要呼吸支持及生命体征不稳定的患儿

续表

总体分类	ICU 名称	收治疾病、患者类型
专科性ICU	心脏监护室（CCU）	急性心肌梗死、不稳定性心绞痛、复杂心律失常、心源性休克、心力衰竭、心肺复苏术后、冠脉介入术后等
	心脏外科重症监护病房（CSICU）	心脏疾病需要大手术的危重患者
	呼吸重症监护病房（RICU）	急性呼吸衰竭需要有创或无创呼吸机支持的患者，呼吸衰竭血流动力学不稳定患者
	肾病重症监护病房（UICU）	急慢性肾衰竭的危重患者
	麻醉重症监护病房（AICU）	与手术麻醉相关的重症患者
	移植重症监护病房（TICU）	刚做完器官移植的患者
	烧伤重症监护病房（BICU）	重度烧伤合并感染的患者

随着医学的不断发展与进步，各种临床监测和支持设备的广泛应用，危急重病的抢救成功率明显提高，越来越多危重患者在医护人员严密又精心的治疗和护理下，度过了生命中最困难的时刻，从危重逐渐走向康复，最终回归家庭、回归工作、回归社会。

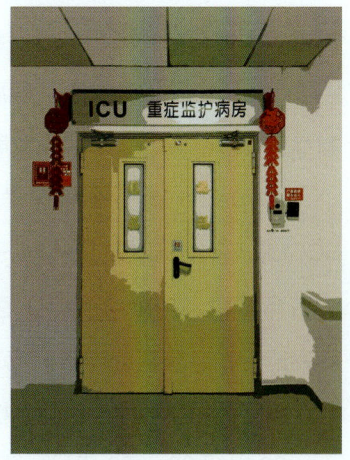

第二节　ICU 是怎么发展起来的？

1863 年，弗洛伦斯·南丁格尔（Florence Nightingale）提出将术后患者安置在一间由手术室腾出的小房间内，这种专门为术后患者开辟的"小房间"在随后的时间里不断扩大应用范围，也用于安置失血、休克等危重外科患者。在术后恢复室的基础上，随着医疗技术的进步和重大事件的发生，ICU 得以进一步发展。

1950 年，现代心肺复苏之父彼得·沙法尔（Peter Safar）提出了"高级生命支持"的概念，建议患者在重症监护环境中保持镇静和通气支持，被认为是第一个重症医学专家。

1952 年，丹麦哥本哈根发生脊髓灰质炎大流行，并发呼吸衰竭的患者大量死亡，人工气道持续通气及后期呼吸器的应用，使病死率由 87% 下降至 40% 以下。随后多家医院相继开设了 ICU 并激发了危重症医学的崛起，这是医学发展史上的一个里程碑。

1970 年，美国重症医学会（Society of Critical Care Medicine, SCCM）在洛杉矶成立，致力于为重症医护人员和患者家属提供免费的教育资料，并参与各种规范与指南的制定。随着各种新技术和新药物的开发，重症医学已经成为一个具有专属医生、护士、呼吸治疗师、康复师、营养师、药师、检验人员等的综合大学科。

20 世纪 60—70 年代，随着医疗技术的进步，ICU 开始应用更多的监护设备和治疗方法，如心脏监护仪、呼吸机、血液透析等。这些技术的引入使得ICU能够更好地监测和治疗重症患者，提高了救治成功率。20世纪80—90年代，ICU在我国进一步发展，1984年，我国陈德昌教授在北京协和医院建立了中国第一家规范化的综合性ICU。随之各种专科ICU也逐步发展，如心血管ICU、神经ICU、呼吸ICU等。这些专科ICU针对特定的疾病或器官系统，提供更加专业的监护和治疗。

21世纪后，ICU继续发展，引入了更多的新技术和新方法，如无创监测、精准治疗、远程监护等。同时，随着医疗模式的转变，ICU也更加注重患者的舒适度和人文关怀，提供更加人性化的医疗服务。

ICU因势而生，因势而发展。ICU的历史是一个不断发展和完善的过程，它随着医疗技术的进步和医疗模式的转变而不断发展，为重症患者提供了更好的监护和治疗。

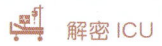 解密ICU

第三节　ICU的环境是什么样的呢？

人们通常在电视上会看到各种ICU的场景，有人就会问了，为什么有一个人一间病房的，也有好多人住一间病房的。

ICU有单间病房，也有开放床位病房。单间病房配套完善，一个病房收治一个患者，空间相对大，设施更为齐全，可为患者提供相对独立、安静的环境，减少相互干扰，保证患者得到充分的休息。单间病房还可以防止交叉感染，有耐药菌或者免疫功能低下的患者一般收治在单间病房。在抗击某些传染性疾病时，单间病房能更好地保护患者和医护人员。对于那些需要接受特殊治疗或康复的患者，单间病房能更好地保护隐私，为患者提供完整的个人空间，有助于缓解不良情绪。

开放床位病房强调团队协作，可以集中人力、技术和设备优势，对需要特别救护的患者实行集中管理，便于医生、护士的快速沟通和应急处理，从而提高对危重患者救护的成功率，一位护士可以同时监护好几位患者。对于某些病情较轻的患者，过度隔离可能会让他们感到孤独和焦虑，甚至发生谵妄，开放床位病房可以为此类患者提供更多的社交互动和情绪支持。

第一章 ICU 概况

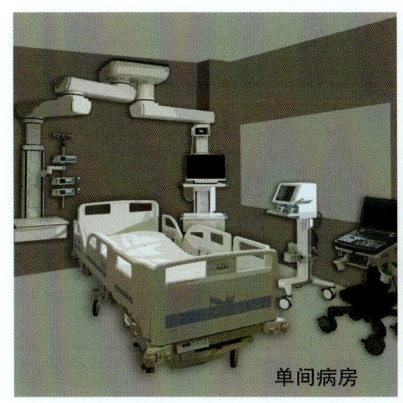
单间病房

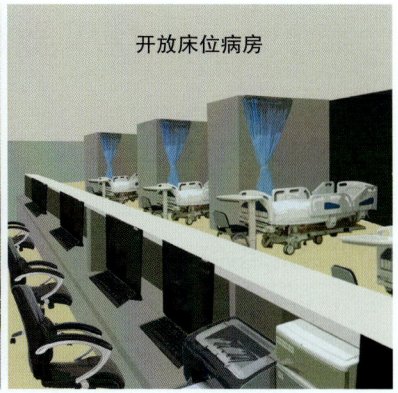
开放床位病房

　　无论是单间病房还是开放床位病房，ICU 都具备良好的自然采光和通风条件，为保持室内空气环境的质量，应独立控制各功能区域的温度和湿度。ICU 有空气净化系统，可以根据需要设置空气净化等级，必要时能够保证自然通风。同时，ICU 有多种光线可以调节，满足患者对睡眠的需求；在病房内还通常会设置分贝提示仪，以降低噪声对患者康复的影响。

第四节 ICU 可以收治哪些患者？

ICU 的服务对象

ICU 主要收治需要监护和治疗的危重症患者，通过加强、集中的治疗，强化监护，为原发病赢得治疗时间。

ICU 的收治标准

1. 各种术后的危重症患者，特别是术前有严重并发症、术中循环不稳定者。

2. 需要进行呼吸管理和／或呼吸支持的患者。

3. 急性心肌梗死、严重心功能不全者。

4. 严重复合伤、各类休克的患者。

5. 急性肾功能不全和／或其他器官功能衰竭的患者。

6. 急性药物中毒的患者。

7. 心肺复苏后的患者。

第五节　ICU 的特级护理是什么？

在普通病房住院期间，患者床头挂了一个绿色的牌子，责任护士告知其为二级护理；手术后患者在 ICU 住了一晚，ICU 的护士告知其为特级护理。什么是特级护理呢？

特级护理是护理级别中的一个级别，也是最高的级别，适用于病情危重，随时可能发生病情变化需要进行监护、抢救的患者；维持生命，实施抢救性治疗的重症监护患者；各种复杂或大手术后、严重创伤或大面积烧伤的患者。

特级护理内容

1. 严密观察患者病情变化和生命体征的改变，监测患者的体温、心率、呼吸、血压，书写特护记录。
2. 根据医嘱正确实施治疗、用药，准确测量 24 小时出入量。
3. 正确实施口腔护理、压力性损伤预防和护理、管路护理等措施，含术前备皮。实施安全措施。
4. 保持患者的舒适和功能体位。
5. 实施床旁交接班。
6. 完成健康教育及心理护理。

延展内容

1. 保持病房空气清新，环境整洁，防止交叉感染。
2. 保持患者清洁，给予/帮助患者做好基础护理和生活护理。

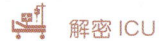 解密ICU

3. 根据疾病特点，做好围手术期护理和专科护理，预防并发症。

4. 实施护理安全措施，预防坠床/跌倒、烫伤、管路滑脱等意外事件。根据患者情况，使用保护性约束工具。

5. 掌握患者病情、诊断、治疗、检查及异常化验结果。

6. 履行护理相关告知。

7. 患者发生病情变化时，配合医生抢救，并客观记录。

第六节 护士是否一对一照顾？

ICU对患者是特级护理，不像普通病房一个护士负责好几个房间的患者，ICU护士和患者是一对一的照护吗？

在《重症医学科建设与管理指南（试行）》中指出，床护比是1:（2.5～3），就是说根据患者病情1位患者全天需要3位护士看护。每天的患者分配工作是由护士长及护士组长，根据患者病情轻重及上班的工作人员人数决定的。

如果患者病情相对稳定，部分活动可以自理，1位护士会同时看护2～3位患者。

如果患者病情极其危重，随时处于抢救状态，会根据情况，由专门的护士进行看护，也会随时进行动态调整，以保证患者安全及有效救治。

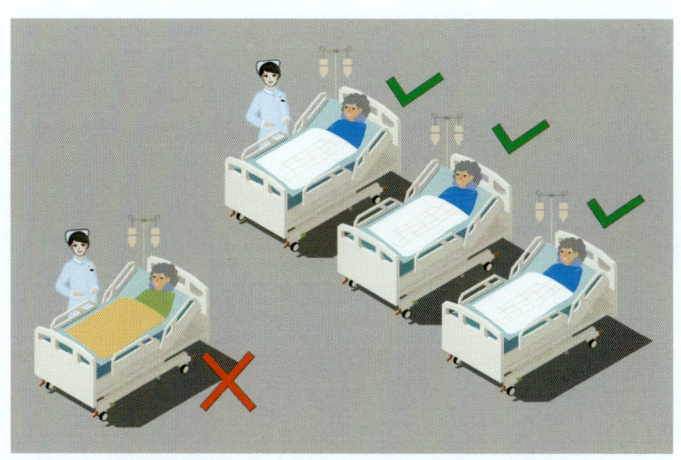

即使护士因为所管患者病情严重，暂时不能离开，也可以使用监护仪上的远程监护功能，随时关注其他患者的生命体征变化。

不论1位护士看护几位患者，当患者有任何问题时，都可以找主管护士帮助并解决，主管护士不在身边时，可以求助任何一位医生、护士。不论怎样，医护人员都会用爱心、细心、耐心、责任心看护患者，为患者病情好转、早日康复而努力奋斗。

第七节　病危与病重分别是什么意思？

有住过 ICU 的经历或家人曾住过 ICU 的人，都会收到病重或者病危通知书，那么病重和病危有什么区别呢？

病重通知书和病危通知书虽然都是医院向患者家属下发的通知，但它们在病情严重程度、下达对象和内容等方面存在显著差异。

病情严重程度

病重通知书主要适用于患者病情较为严重的情况。这意味着患者的生命尚未受到直接威胁，但需要密切观察和治疗。在这种情况下，医疗机构会要求患者家属密切关注患者的病情变化，并积极配合医护人员的治疗工作。治疗措施可能包括药物治疗、手术治疗、重症监护等。通过这些措施，旨在帮助患者稳定病情，防止病情进一步恶化。

病危通知书则用于通知患者家属，患者的病情已经十分严重，随时可能出现生命危险。这意味着患者需要立即采取抢救措施，以最大程度挽救生命。这类措施通常包括电除颤、心肺复苏等。

病重通知书关注的是预防病情恶化，而病危通知书则强调立即进行抢救。

下达对象

病重通知书可以下达给患者家属或近亲属，也可以下达给患者本人，具体视医院规定而定。

病危通知书通常直接下达给患者家属或近亲属，以便他们在关键时刻能够配合医生做出果断的决策，为患者争取更多的生存机会，确保患者得到及时的救治。

通知书的内容

病重通知书的内容相对更为详尽，可以分为以下几个方面。首先，阐述患者当前的病情状况，包括患者的生命体征、器官功能等；其次，针对患者的病情，提供治疗建议，这可能包括药物治疗、手术治疗等；接着，介绍在治疗过程中需要关注的观察要点，以便患者和家属能够及时发现病情变化；最后，病重通知书还可能包含一些心理支持建议，提醒患者和家属注意保持情绪稳定。在面对病重患者时，稳定的情绪和积极的心态对于治疗和康复至关重要。因此，通知书会呼吁患者和家属积极配合治疗，相信医护人员，保持信心。

病危通知书的内容通常更为简洁和紧急，主要包含以下几个方面的信息。首先，简要描述患者的病情状况，以便家属能够迅速了解；其次，指出患者随时可能出现的生命危险，让家属充分认识到病情的严重性；接着，提出紧急救治措施，为家属提供应对突发状况的方法；最后，通知书中会强调家属要及时与医院保持联系，随时关注医院的救治措施和护理建议。

总之，病重通知书和病危通知书在内容上各有侧重，但二者的目的都是向患者和家属提供准确、及时的病情信息，帮助他们更好地应对患者的身体状况，并采取相应的应对措施。

第八节　ICU 的患者每天都需要抢救吗？

在很多人眼中，ICU 都是神秘且可怕的，里面充满了各种高精仪器，好像一旦进入 ICU 就意味着生命垂危甚至九死一生。进入 ICU 的患者是不是真的像大家想象的那样每天都需要抢救呢？

首先，作为 ICU 的医护人员，我们特别理解大家对 ICU 的焦虑和恐惧心理，但是我们的工作以监护为主，只有在患者出现以下病情变化的时候，我们才需要采取必要的急救措施。

1. 心搏、呼吸骤停：患者突然出现心跳、呼吸停止的情况，需要进行心肺复苏。

2. 严重创伤：如车祸、坠落等事故导致的骨折、内脏损伤等，需立即采取止血、固定、复苏等抢救措施。

3. 急性中毒：如药物中毒、农药中毒、煤气中毒等，需立即采取催吐、洗胃、吸氧等抢救措施。

4. 急性出血：如大出血不止，需立即采取止血、输血等抢救措施。

5. 严重烧伤：大面积烧伤，尤其是呼吸道烧伤，需立即采取冷敷、吸氧等抢救措施。

6. 急性心肌梗死：患者出现持续胸痛、胸闷等症状，心电图提示急性心肌梗死，需立即采取溶栓、介入治疗等抢救措施。

实际上，并不是每一个进入 ICU 的患者都需要抢救。但在这

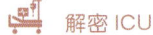 解密 ICU

里，患者可以得到专业医护人员 24 小时的治疗与护理，护士随时观测患者身边的监护仪数据情况，一旦出现异常，随时可以进行迅速的抢救。

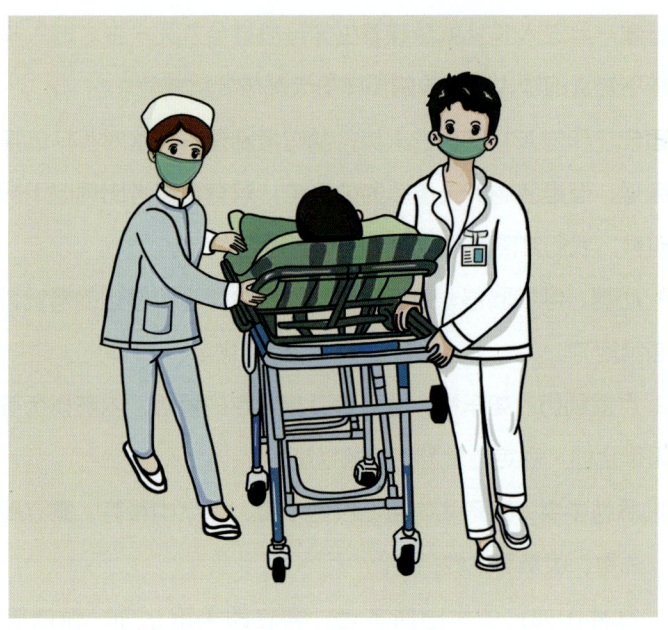

虽说进入 ICU 的患者生命体征都不太平稳，但是 ICU 的患者并非都是大家认为的"九死一生"。对患者而言，进入 ICU 可以得到更加专业的治疗及护理，大多患者可以在经过治疗后好转，并可顺利转至普通病房后康复出院。所以 ICU 并没有那么恐怖，更不是过去大家认为的进 ICU 就"没救了"。

第九节 探视与陪住的规定分别是什么？

大家都知道 ICU 是不能陪住的，探视时间也非常短，作为家属会非常担心患者在里面的情况。为什么会有这种规定？

有文献指出：目前以患者－家庭为中心探视方案是一套科学有效的、适合我国国情的探视方案，可以有效降低患者谵妄等不良事件的发生率，提高患者家属满意度。以患者－家庭为中心探视方案有利于促进患者康复及满足患者和家属需求，也有利于提高护理水平，建立良好的医患关系。

我们都知道 ICU 通常收治病情危重的患者且环境要求较高，因此，探视者需要遵守严格的进出规定，探视前要关注自身的身体健康情况，若有不适，不宜去 ICU 进行探视，同时在探视前后必须进行手卫生和更换服装，探视过程中要正确佩戴口罩。

ICU 中的患者往往免疫力低下，容易受到感染。为了降低患者交叉感染的风险，医院通常会对探视时间和人数进行严格规定。例如，探视次数通常被限制在每周 1 次或 2 次，每次探望时间一般不超过半小时，且每次探视者不能超过 2 人（具体根据患者病情和医院规定而定）。

在探视时，为了确保医疗秩序，探视者需要遵守医院的规定，如探视时间、穿着要求等，不随意触摸医疗护理设备物品。此外，探视者要尊重医护人员的专业性，不能干扰医护人员的工作，以保障患者的治疗和护理不受干扰。

　　在特殊时期,具备条件的 ICU 会采取远程探视系统,让家属在不进入 ICU 的情况下,也能与患者进行零距离"面对面"的视频沟通,对患者进行探慰。入住 ICU 的患者家属只需添加专属视频号,在固定时间,护理人员会依次进行视频连线,帮助患者和家属实现线上相见。通过线上视频方式,患者在住院期间仍能感受到家人陪伴的温暖,也能让家属了解患者的基本情况,医护人员也可以随时视频联系患者家属,更加方便医患间的沟通交流,为患者的进一步治疗带来了实实在在的好处,实现了"患者－家属－医护"三方沟通顺畅,让爱在小小的屏幕上得以传递,以确保患者得到最佳的治疗和护理。

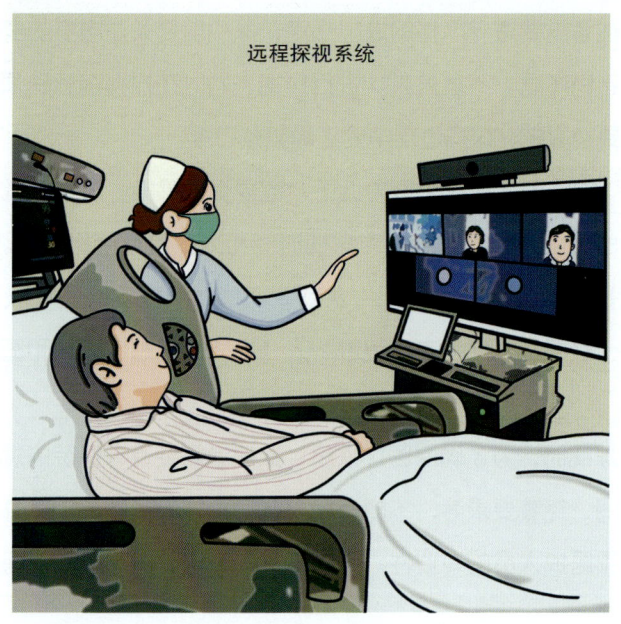

第十节 人文关怀护理是什么？

随着社会的不断发展，生活水平不断提高，人们承受的各方面压力也越来越大，医院不仅要解除患者肉体的痛苦，还要在情感上表现出温情的人文关怀。

人文关怀是医疗护理服务中的重要内容，只有做一名有温度的护理人员，让患者感受到"有温暖"，才能使医学成为真正的人类医学，才是"大医精诚、医者仁心"的直观表达。主动关怀每一位患者，让每一个护理过程都充满温度是护理人员需要努力的目标与方向。目前，关于人文关怀护理的研究越来越多，作为一名护理人员，我们深知人文关怀的内涵，我们需要不断提高自身的职业道德素质和人文知识水平，才能最终为患者提供更高层次、更加满意的服务，让医疗护理工作更具人文关怀的温度。

人文关怀护理是"以人为本"的全身心护理，关怀是护理的核心，ICU患者疾病的特殊性，决定了其救治的特殊性，因此对医疗工作要求严格、精确。众所周知，ICU患者易出现焦虑情绪，这时人文关怀护理就显得特别重要。

例如，神志清醒的气管切开患者无法用言语表达自己内心的感受，身边又没有家属陪伴，易产生孤独、焦虑等不良情绪。对这类患者加强人文关怀护理，在护理操作过程中采用肢体语言、文字等多种方式与患者沟通交流，鼓励患者表达出自己的感受，不仅能够让患者缓解孤独、焦虑等不良情绪，还可以帮助患者增强治疗疾病的信心。

而且，将ICU创建成人文关怀病房，让患者感受到温暖，可提高患者在护理过程中的配合程度，最终提高ICU患者的满意度。

具体应该怎么做呢？

人文关怀护理是ICU的一项重要培训内容，医护人员以"患者为中心"为工作理念，关心患者的生理和心理状态，提高医护人员对人文关怀的自觉度，提供人性化护理服务。

我们会为患者提供一个舒适的治疗环境，病房会保持干净、整洁及适宜的温度和湿度。

同时我们在日常工作中会注意与患者的沟通态度，和蔼可亲，言语温柔，及时对患者的疑问进行解答。离开患者时，我们会主动询问患者有无其他需求。

对不能言语的患者，我们也会采取文字、图画等方式进行沟通交流。

患者因病情危重，不能自己进行各种生活护理，作为ICU的护士，我们在为患者提供治疗及护理的同时，也会加强患者的基础生活护理，做到七洁（面部、口腔、皮肤、头发、手足、会阴、床单位）；同时协助患者进行翻身变换体位，按照患者病情需要协助患者饮食饮水；当患者无法自行下床排便时，护士会为患者及时清理大小便，使患者感觉舒适，并保持床单位清洁；注意在护理工作中对患者隐私的保护；降低压力性损伤、跌倒、坠床等不良事件的发生率。

我们也会让家属准备录音笔，将想说的话录制下来，护士会将录音笔放在患者的耳边，让患者听到家属的声音，感受到家属的关心；

第一章　ICU概况

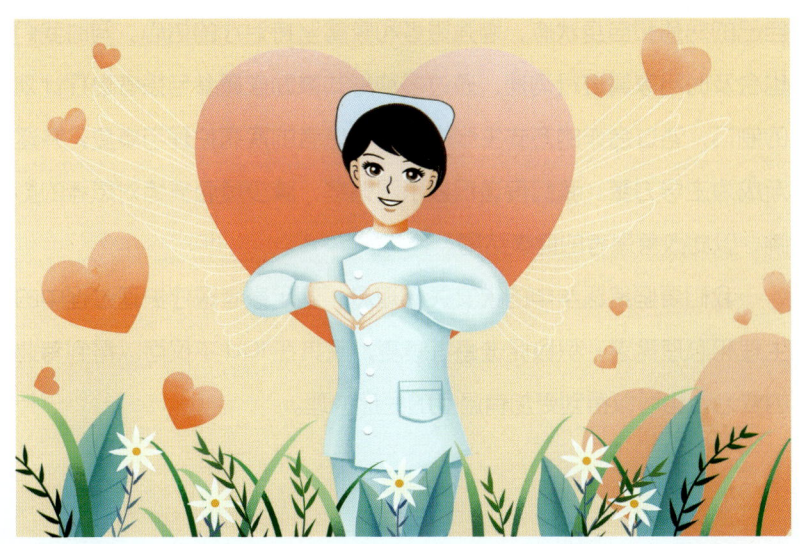

　　我们也会与家属沟通，为患者写信，护士会为患者读信，并鼓励患者书写ICU日记，为患者和家属搭建一座心灵的桥梁。

　　有句名言说"高明的外科医生应有鹰的眼睛，狮子的心，女人的手"。我想这句话也同样适用于ICU的医务人员，我们会通过敏锐的观察力，观察到患者的不适，采取积极有效的措施缓解患者的痛苦；当患者病情发生变化危及生命时，我们也会以坚韧果敢的态度做出正确的抉择，用我们灵巧的双手迅速准确地执行各种操作，以保证患者的安全，努力使患者得到有效的治疗、充分的休息。我们还会注意患者的心理变化，当患者出现焦虑、抑郁、烦躁等不良情绪时，及时进行抚慰，帮助患者调节心情，进而促进患者康复。

　　我们还会对患者和家属及时进行健康宣教，保证患者充分了解自己的病情和自身状态，增强患者和家属坚持治疗的信心。同时我们也会及时与家属进行沟通，通过多种形式鼓励家属参与患者治疗计划的制订，通过合作的方式主张家属参与患者的疾病护理与康复，并逐渐成为主导力量。我们传递积极乐观情绪，减少负面情绪对患者的影响，以此改善患者的健康结局。

我们要坚持医学中的人文关怀理念，满足患者医疗护理过程中的生理和心理需求，积极促进患者康复，使其在ICU不仅可以得到专业的救治，也可以得到更加有温度的医疗护理。

第二章
仪——ICU 的仪器都有哪些?

解密 ICU

第一节　什么是心电监护仪？

人们经常在电视剧中看到患者旁边有一个方形的仪器，上面显示着各种波形及数字，这就是心电监护仪。大家知道心电监护仪都监测什么？上面跳动的数字代表什么意义吗？

对心脏的监测

说到心电监护仪，那么对心脏的监测就必不可少。心电监护一般是将心电监护仪上的导联线连接于粘贴在患者胸部的电极片处，以监测心脏电活动。用含生理盐水或酒精的棉球擦拭 5 个电极需贴附的部位（位置见下图），当然这里指的不是一个点，而是在这个区域内。为防止患者因长期粘贴电极片导致皮肤破溃或者过敏现象的发生，医护人员会经常为患者变换电极片的位置。

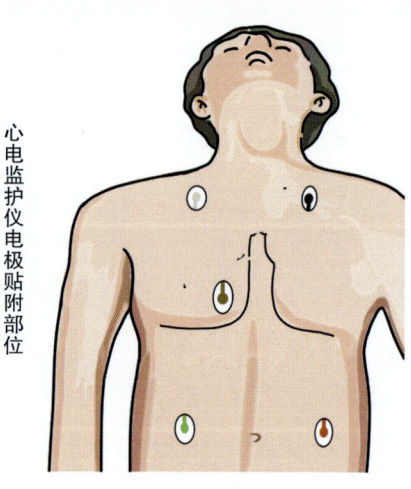

心电监护仪电极贴附部位

1.通过心电监护仪,医护人员可以对患者的心脏功能进行实时监测,包括心率、心律、心房、心室的收缩和舒张以及心脏节律性传导等指标。

心率和心律在发音上相同,但在概念上大不相同,心率指的是心脏跳动的次数,成人正常心脏跳动的次数是每分钟 60～100 次,超过每分钟 100 次称为窦性心动过速,而低于每分钟 60 次则为窦性心动过缓。而心律主要指心脏跳动的节律,体现的是心跳是否整齐、规律,有无紊乱的现象。正常的心律都是窦性心律,如果不是窦性心律则为心律失常,常见于房性期前收缩、室性期前收缩、房性心动过速、室性心动过速等。重症患者易发生心律失常,严重的话会危及生命,通过心电监护,医生可以迅速识别和诊断各种心律失常,从而采取适当的干预措施,如药物治疗或使用除颤器。

2.心电监护仪还可以帮助医生发现心肌缺血(心脏供血不足)的迹象。这对急性冠脉综合征等病情的早期诊断至关重要,并且可以提示医生采取紧急治疗措施,以减轻患者的痛苦并防止进一步的心脏损伤;通过观察心电图的变化,医生可以判断药物是否有效,以及是否需要调整剂量或更换其他药物。

3.在心搏骤停等紧急情况下,医生可以根据心电图上的表现来判断患者是否恢复自主心律,评估复苏情况,以及判断是否需要进一步的急救措施。

对呼吸的监测

正常成人静息状态下,呼吸为 12～20 次/分,呼吸与脉搏之比为 1∶4。呼吸过速可见于发热、疼痛、贫血、甲状腺功能亢进、心力衰竭（简称心衰）等。一般体温升高 1 ℃，呼吸大约增加 4 次/分。呼吸深快，也见于剧烈运动时，情绪激动或过度紧张时，同时常伴有过度通气的现象。呼吸浅慢见于麻醉剂或镇静剂过量及颅内压增高等。另外，代谢性酸中毒的患者也会出现深而慢的呼吸。呼吸浅快，见于呼吸肌麻痹、严重鼓肠、腹水和肥胖，以及肺部疾病如肺炎、胸膜炎、胸腔积液和气胸等。

心电监护仪主要是通过患者胸廓阻抗变化测定患者的呼吸情况，这种变化会直接在心电监护仪上产生呼吸波。

对血压的监测

血压会显示 3 个数值：前面大一点的数值为收缩压，正常值是 90～140 mmHg；后面小一点的数值为舒张压，正常值是 60～90 mmHg；还有一个括号内的数值，即平均动脉压，是一个计算数值。

无创血压是将血压袖带绑在与患者心脏平齐的上臂处，具体是上臂肱动脉搏动处，其下缘与肘窝的距离应在 2.5 cm 左右，同时松紧度以伸入 1 指为宜。无创血压可以设定时间，自动为患者测量血压。

有创动脉压监测是指将动脉导管置入动脉内，通过压力传感器，采用液体的等压传递原理，将血管内压力变化传导至换能器并转变成电信号变化，从而实现直接血压的测量，可实现实时、持续、动态变化的血压监测。

对脉氧的监测

脉氧正常数值在95%～100%，当低于90%时，多表明体内可能缺氧；低于80%属于严重缺氧。脉搏血氧饱和度（SpO_2）测量技术是利用红外线传导的原理，检测血液容量波动引起的光吸收量的变化。测量时使指脉氧夹子内红光正对甲床，其利用血液中血红蛋白和还原血红蛋白对光的不同吸收特性，来计算血红蛋白浓度及血氧饱和度。因光线传导的原因，应避开涂抹指甲油的手指，适时更换部位。当患者出现指端皮肤冰冷，颜色异常或心搏骤停需要抢救时，有可能会导致脉搏血氧饱和度无法检测。

其他监测

ICU的心电监护仪不只监测患者的生命体征，还能监测患者呼气末二氧化碳分压、心排血量、中心静脉压（central venous pressure, CVP）、心功能，所以ICU的监护功能是很强大的，下面就简要介绍一下这些监测都是什么意思。

1. 对呼气末二氧化碳分压的监测：主要目的是监测肺通气及肺换气状况，反映循环功能和肺血流情况。

2. 对心排血量的监测：常用热稀释法。将低于血温的液体经PiCCO导管近端孔，快速均匀地注入右心房，经右心室射血进入肺动脉。热敏电阻可以感知液体注入前后血温变化，描绘出温度—时间变化曲线，由计算机根据基础血温和注射后的血温变化计算出心排血量。

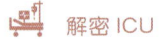解密 ICU

3. 其他还有对 CVP、心功能等的监测。

看到这里，大家可能会有疑问，心电监护仪功能这么强大，为什么还要单独用心电图机做心电图呢？

心电监护和心电图各有其特点和局限性。心电监护是一种连续动态的监测方式，主要通过显示屏连续观察监测心脏电活动情况，可适时观察病情。但是，心电监护并不能替代心电图，因为心电图可以更准确地反映并记录某个时间点心脏的电生理活动。心电监护可能无法捕捉到某些短暂的心电异常，这时就需要通过心电图来进一步确诊。

因此，在某些情况下，即使已经连着心电监护仪，可能还需要做心电图检查，以便更全面地了解心脏的电生理活动和诊断心脏疾病。

温馨提示：

心电监护使用过程中需注意：勿牵拉、扭曲导联线，防止导联线松脱，信号接收不稳定；保持胸壁干燥，无金属饰品；避免大幅运动，防止电极片移位或脱落；保持情绪平静，避免胸廓剧烈起伏；手机、平板电脑等通信设备须远离心电监护仪，避免信号干扰。

第二章 仪——ICU 的仪器都有哪些？

总之，ICU 患者需要进行监护是为了确保他们得到最密切的医疗监督和护理，监测病情变化，医生和护士可以在紧急情况下迅速应对。这些信息对医生和护士来说至关重要，可以帮助他们做出准确的诊断和治疗决策，以提供最佳的救治和护理。

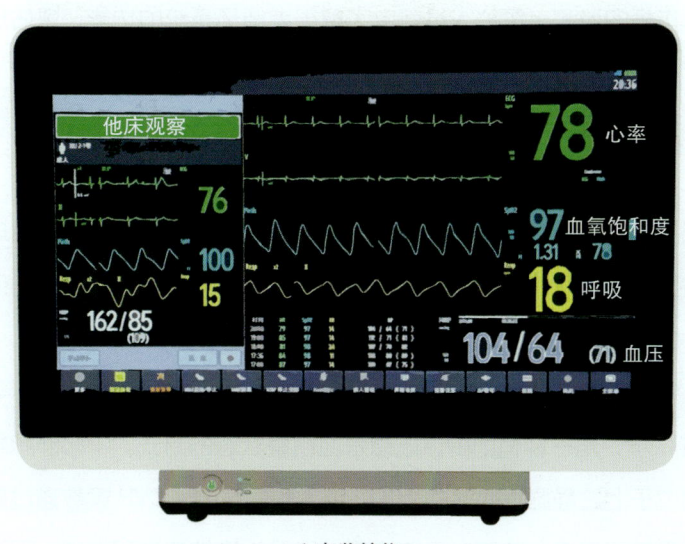

心电监护仪

第二节 什么是 CVP？

大家都知道，心脏相当于体内的一个泵，把血液泵入各个脏器中，血液在循环系统的流动和压力变化，就形成血流动力学。通过对一些指标的监测，医护人员可以了解患者循环系统的功能，评估疾病的严重程度，指导患者的治疗方案，以及预测患者的预后。

中心静脉压（CVP）就是血流动力学监测的重要组成部分，它是指上、下腔静脉进入右心房处的压力，可以反映血容量、心功能、血管张力的综合情况，连续监测 CVP 对了解有效循环血容量和心功能有重要意义，可作为临床上补液速度和补液量的指标。CVP 正常值为 5～12 cmH_2O。

CVP 在临床上怎么测量呢？目前 ICU 主要通过置入中心静脉导管监测 CVP，是一种有创的评估患者血容量状态的方式。中心静脉导管尖端位于上腔静脉近心端的 1/3 处或下腔静脉内，CVP 读数通过使用压力传感器生成，并在心电监护仪上显示为连续波形和数值，下图中显示了使用压力传感器的 CVP 监测。

测量 CVP 时，患者需要在安静状态下平卧，测压管零点必须与右心房中部在同一水平，为保证测量的准确性，患者体位变动时应重新放置压力传感器的位置。患者在活动时要避免管道脱出、扭曲，否则会影响测压结果。CVP 与血压的关系见表 2-1。

表 2-1　CVP 和血压的关系

CVP	血压	原因	处理原则
低	低	血容量严重不足	充分补液
低	正常	血容量不足	适当补液
高	低	心功能不全或血容量相对过多	给予强心药，纠正酸中毒，舒张血管
高	正常	容量血管过度收缩	舒张血管
正常	低	心功能不全或血容量不足	补液试验

注：补液试验即取等渗盐水 250 mL，于 5～10 分钟经静脉注入。如果血压升高而 CVP 不变，提示血容量不足；如果血压不变而 CVP 升高 3～5 cmH_2O，则提示心功能不全。

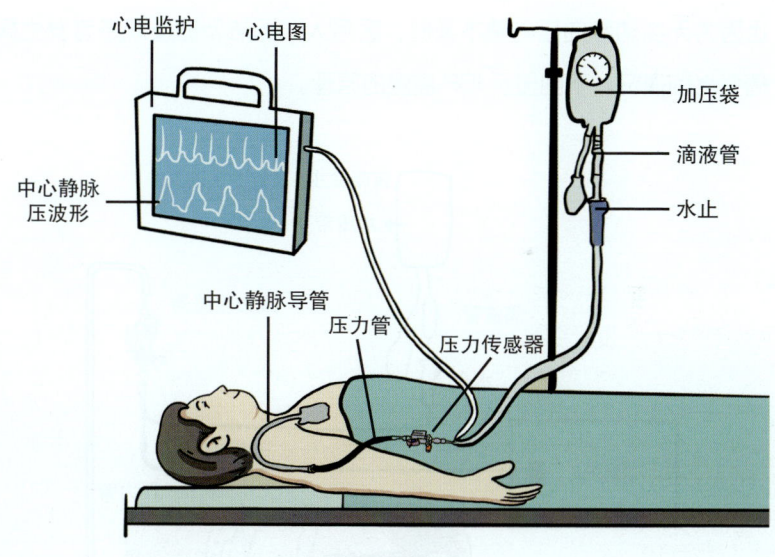

CVP 的测量器

第三节　什么是 IBP 监测？

动脉血压（invasive arterial pressure，IBP）监测是通过压力传感器将导管内液体压力转换为实时电信号，最终以波形曲线和血压数值的方式呈现出来。监测 IBP 时，需要将一根特殊的软管置入患者的体内，一般留置位置是桡动脉、肱动脉或者足背动脉。

压力传感器的一端连接动脉导管，另一端连接心电监护，这样就可以在显示屏上实时观察患者的血压了，这样更直观、方便，也能防止因为无创动脉血压测量不及时，医务人员无法及时发现患者发生病情变化的情况。下图显示 IBP 监测的原理。

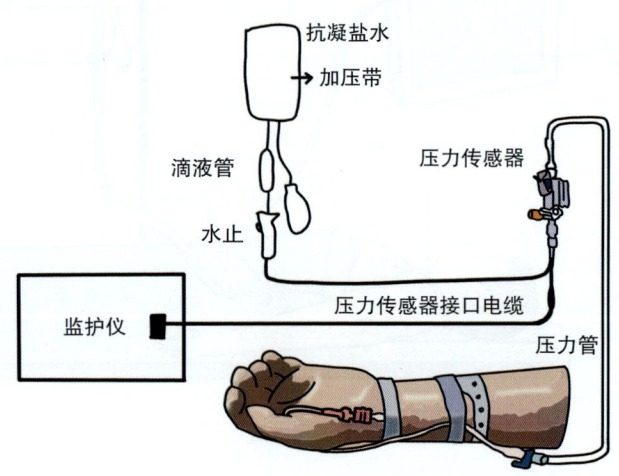

病情不稳定的患者，IBP 监测可以第一时间反应患者的病情变化，如果患者血压骤然升高，要警惕患者脑出血的情况，如果血压骤然下降，要考虑是否存在活动性出血或休克等情况。

温馨提示：

当患者留置动脉导管时，要注意避免牵拉，以防导管脱出，引起出血。因动脉压力高，出血量较大，如果感到不适要及时联系护士，调整或拔除动脉导管是一项医疗行为，切勿自行处理。护士也会随时关注患者导管穿刺处的情况，以及是否有不适主诉。

第四节　什么是平均动脉压？

监测血压不仅要注意高压和低压，还要看平均动脉压，那平均动脉压是指什么呢？平均动脉压是指循环系统中动脉血压的平均值，可不是（收缩压＋舒张压）/2 这么简单，它有着自己的计算公式：平均动脉压＝舒张压＋1/3（收缩压－舒张压），或平均动脉压＝收缩压＋（舒张压 ×2）/3。

平均动脉压对重症患者相当重要，可以评估血液供氧能力，即氧气和养分通过血液输送到身体各个组织和器官的能力；也可以提供有关心脏功能和整体心血管健康状况的信息，较高的平均动脉压可能暗示着心脏负担过重，或者高血压未得到有效控制，需要采取相应的治疗措施；持续高平均动脉压可能增加心脑血管疾病（如心脏病和脑卒中），以及其他相关并发症发生的风险，而较低的平均动脉压提示组织器官供血不足。

总之，平均动脉压可以帮助医生了解患者的循环功能，有助于进一步进行诊断、治疗。

第五节 什么是 PiCCO？

脉搏指示连续心排血量监测（pulse indicator continuous cardiac output，PiCCO）是一种对重症患者主要血流动力学参数进行检测的工具，虽然是一项微创监测，但比较简便、高效，大多数患者不再需要放置肺动脉导管。

PiCCO 需要留置一根特殊的动脉导管，该导管通常置于股动脉。通过该导管，可连续监测动脉压力，同时监测仪通过分析动脉压力波型曲线下面积可获得连续的心排血量。此外，PiCCO 还需要留置一根常规的深静脉导管用于注射冰盐水，通常深静脉导管留置于上腔静脉。动脉导管带有特殊的温度探头，10 分钟内注射 3 次冰盐水，机器会通过默认的公式对脉搏轮廓分析法进行校准，通过 3 次测量取得的平均值即为利用热稀释法测量的单次心排血量。下图显示了 PiCCO 原理。

PiCCO 的优点如下。

1. 创伤小：只需放置中心静脉和动脉导管，无须肺动脉导管，可用于儿童。

2. 初始设置时间短：可在几分钟内开始使用。

3. 动态、连续测量：每次心脏跳动测量心排血量、后负荷和容量反应性。

4. 无须胸部 X 线来确认导管位置。

5. 比连续肺动脉导管价格便宜，动脉 PiCCO 导管可以放置 10 天，减少重症监护时间及花费。

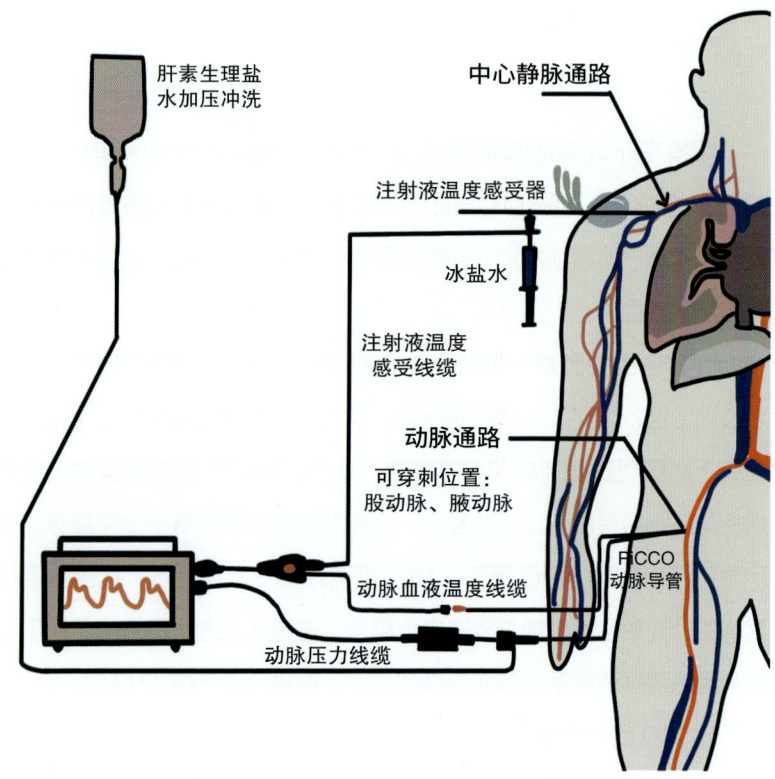

6. 参数更明确：即使对没有多少经验的人员而言，PiCCO 参数也非常易于判断和理解。

7. 可测量血管外肺水肿：用于床旁定量测量肺水肿。

有了动态、准确、连续、定量的监测，就给医生装上了一双看透患者的眼睛，再结合临床实际情况，医生就知道什么时候需要补液、什么时候需要强心、什么时候需要脱水，为患者赢得更及时准确的抢救。

第六节 什么是输液泵和注射泵？

曾经有一位患者一直都不休息，经护士询问才知道，原来他是因为没有家属陪住，担心输注的液体滴完后空气进入体内，才一直盯着点滴。

对于输液进度，患者不必担心，无论患者是否神志清楚，护士都会根据特级护理要求按时巡视患者，时刻关注患者的生命体征变化、治疗进程及患者主诉等情况。当然，护士人数有限，有时并不能满足"寸步不离"的照护要求。这时候，就会充分利用先进的医疗仪器设备帮忙。

在ICU中很少会像普通病房一样通过数输液器小壶中的液体滴数来调节输液速度。而是常用输液泵来控制患者输液的总量及速度，使用注射泵来控制小剂量精确地持续给药，可以更加精确地根据患者病情需要遵照医嘱给药。

1. 输液泵：是重症患者治疗过程中必不可少的"神器"，它是通过电子控制装置，使药液按照设置滴速进行输注的仪器。

在ICU输液时，输液器安装进输液泵中，护士会根据医嘱、药物的特性、患者的年龄、心功能等各种需求，设置患者输液的速度及总量。输液泵会严格遵照设置完成输液工作。当液体输注完毕，输液泵的电子眼检测不到液体输注，会发出报警音提示护士，甚至当输液管路里有不易察觉的小气泡时，输液泵也会报警提示，帮助护士及时发现问题并解决。这样的"神器",要远远优于人类的眼睛,为患者提供更加安全的输液治疗。

2. 注射泵:临床也称微量泵,是一种能将少量药液精确、恒量、恒速地持续泵入体内,以维持体内一定药物浓度的医疗仪器。其调节迅速、方便。

在 ICU,患者会使用升压药、降压药、镇静药或镇痛药,这些药物一般不适宜一次性大剂量给患者注射,需要小剂量持续给药,每小时只注入几毫升。为了确保患者的安全,维持生命体征的平稳,有时甚至每小时注入零点几毫升,需要根据患者对药物的敏感度不同来随时调整,直至患者血压、心率等生命体征平稳。这个时候,就需要使用注射泵了,它可以通过护士的设置,满足每小时注入零点几毫升至几十毫升不同的需求,使得药物持续稳定地注射给患者。

输液泵及注射泵均可以保证精准剂量持续给药,保障每一位 ICU 患者都可以得到更加有效且安全的药物治疗。

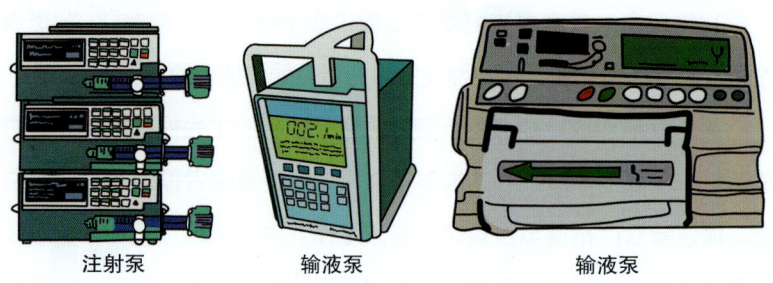

注射泵　　　　输液泵　　　　　输液泵

第七节 什么是控温毯？

提到电热毯，大家都很熟悉。ICU 患者的身下有一条与电热毯类似的神奇的毯子，它对 ICU 患者的体温管理起着至关重要的作用，它既可以降温，又可以升温。

控温毯是一种通过控制设备内循环液体的温度，达到辅助调节体温目的的医疗器械，适用于医疗机构高热患者物理降温及需要保持体温的各类人群。在 ICU 中通常用于各类型顽固性高热不退患者及心肺复苏术后需要保护脑组织的患者的降温治疗，还可以用于亚低温患者、术后低体温患者的体温恢复治疗等。

使用控温毯，顾名思义就是将一张毯子铺于患者身下，毯子大约一米长、半米宽，在毯子上铺上隔单避免给患者带来不适。然后将电子体温探头夹在患者腋下，持续监测患者体温变化。患者体温高，控温毯主机启动降温模式，开始制冷，并且维持在预设的安全范围内。根据患者病情，控温毯设有三种降温模式：快速降温、匀速降温、控制体温。患者体温达到目标体温时，控温毯主机停止工作，不再继续降温。控温毯就是以这样的方式给予患者安全的物理降温的。当患者持续处于低温状态，需要升温治疗时，护士启动控温转换键，控温毯主机启动升温模式。

控温仪上还配有冰帽，工作原理同控温毯，只是佩戴在头上，将

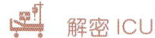 解密 ICU

头部完全包裹住，主要是降低脑代谢，减少脑部损伤，可以用于高热、脑出血等患者的物理降温。

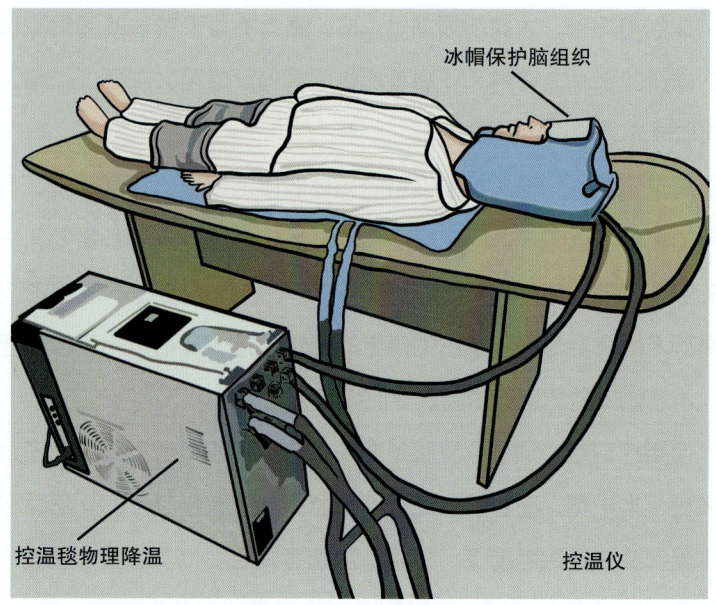

第八节 什么是呼吸机？

当患者出现无法自主呼吸的情况时，那就需要 ICU 的一个救命神器——呼吸机。患者转入 ICU 后，常常会听到医生跟家属交代病情时说"患者暂时还不能脱机拔管"。这里说的"脱机"，指的就是"脱离呼吸机"。呼吸机又是什么呢？

呼吸机是辅助患者呼吸的医疗设备，通过向患者的呼吸道输送氧气和呼吸支持来帮助患者有效地吸氧，从而帮助患者对抗疾病。

为什么要使用呼吸机呢？

当患者因为疾病，呼吸功能受到阻碍限制或者不能自己控制时，医生才可能使用呼吸机。例如，一些需要全身麻醉的大手术，患者使用麻醉药后，没办法进行有效的自主呼吸，这时就需要使用呼吸机来帮助患者度过手术的麻醉期；或肺部有严重的炎症，患者出现憋气、严重缺氧时，也需要呼吸机的支持；或患者出现呼吸或心搏骤停及其他严重疾病严重影响呼吸时，医生也会紧急使用呼吸机，为患者提供呼吸支持。

呼吸机按照使用方式的不同分为有创呼吸机和无创呼吸机。

有创呼吸机：医生需要将一根通气导管插入患者的气管，呼吸机管路连接通气导管，直接向肺部提供氧气。这种方式通常应用于医院急救、手术的患者或者危重患者。

无创呼吸机：通过面罩或鼻罩等方式连接呼吸机管路，将氧气送

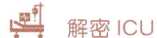 解密 ICU

入患者的肺内,适用于病情相对稳定还不需要有创呼吸机的患者。

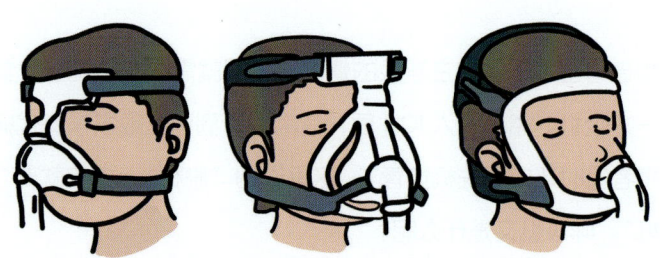

患者使用呼吸机后会有后遗症吗?什么时候能"脱机"?

其实在 ICU,医生使用呼吸机的目的是帮助患者尽快恢复呼吸功能。尽管在使用有创呼吸机时,因为气管内插了一根通气的导管,患者暂时不能说话交流,但是只要患者自主呼吸能力恢复,医生都会尽早让患者"脱机",此时患者就能正常进行语言交流了,不会产生不良的后遗症。

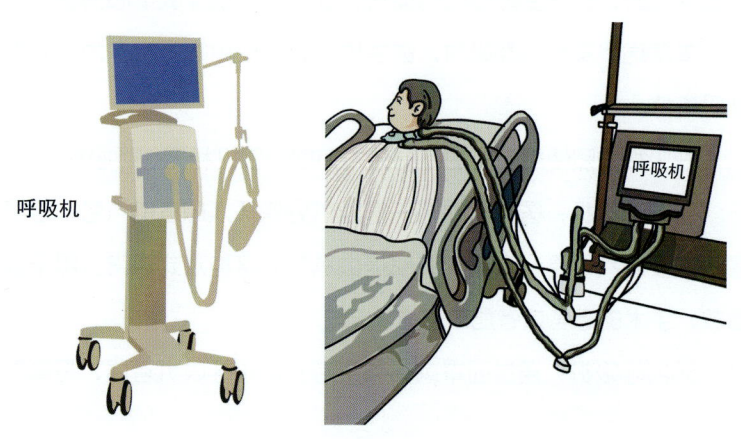

第九节　什么是血滤机？

ICU 里还有一项救命的法宝，可以替代肾脏工作，那就是血液滤过机（简称血滤机），血滤又称连续性肾脏替代治疗（continuous renal replacement therapy，CRRT）。ICU 里的血滤治疗和透析室的规律透析是一回事吗？

ICU 里的患者病情都相对较重，有的患者因为病情需要进行不间断血滤治疗，一般需要数小时到数天，在此期间，医护人员会密切监视患者的病情变化和血滤机的运行状况。

血滤机的工作原理

1. 血液引流：通过患者的动静脉瘘或者静脉大血管，用一个血泵将血液从患者体内抽吸出来。

2. 血液过滤：血液被引流到血滤机的滤器中，这个滤器内部有数以千计的小细孔，这些小孔可以让患者的血液与血滤净化液体进行交换。通过这种交换，患者血液中的代谢废物和多余的水分被清除，同时能调节身体的酸碱度。就像空气净化器一样，除去空气中的有害物质，让大家可以呼吸到更清新的空气。

3. 血液回流：经过过滤的血液被重新泵回患者体内。

4. 废物清除：在过滤过程中，患者血液中的废物和多余的水分会被清除，并被排放到一个废液收集袋中，相当于尿液。

患者可以转出到透析室做规律透析吗？

血滤的目的是帮助清除体内的代谢废物和多余水分，维持体内酸碱平衡及电解质的稳定，ICU的血滤通常是缓慢的、匀速的。血滤的治疗方式多样，医生需要根据患者的病情选择适合的治疗模式，不同的模式清除不同的废物，用于治疗不同的疾病。因为血滤缓慢、连续的特点，患者做血滤期间的生命体征会更加平稳，对心脏功能不好或者血压波动比较大的患者，更利于其疾病的恢复。如果是急性的肾衰竭，可能会在多次血滤治疗后恢复肾脏的功能，转出ICU时就不需要再进行血滤治疗了；也有的患者肾功能还没恢复，但是病情比较稳定了，可以到普通病房做规律的透析，这样也可以减少费用。

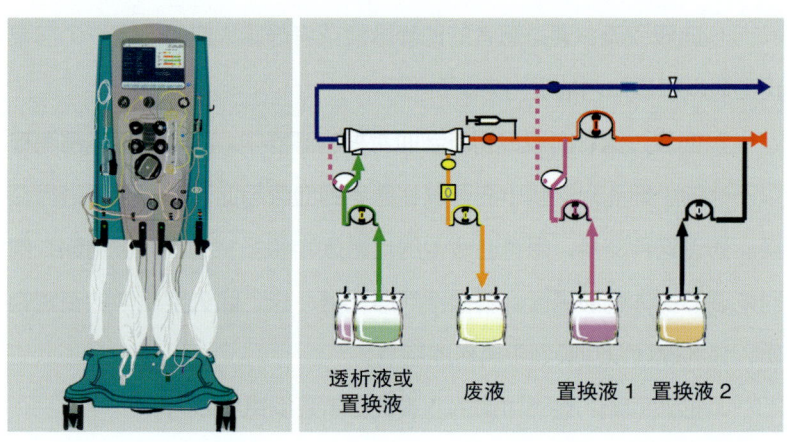

第十节 什么是ECMO？

人们在电视或者媒体广播中常常会听到ECMO，是危重症患者的救治设备。什么是ECMO？是传说中的"救命神器"吗？

ECMO是extracorporeal membrane oxygenation的英文缩写，全称叫作体外膜肺氧合，它是ICU中生命支持的"高级"医疗急救设备，被人们俗称为"救命神器"。因为开机运行的费用和耗材费用高达几万元，所以很多患者家属因为经济紧张，担心上机后可能需要比较长的治疗时间，就比较抵触ECMO。其实现在多个省市已经将ECMO治疗列入医保支付范畴，对病情适合的患者，它真的起到了很大的心肺支持作用。全国也有越来越多的ICU可以进行此项治疗。

ECMO是如何工作的？

说到ECMO是如何工作的，就需要先了解一下ECMO的主要组成部分，它主要是由离心泵和膜肺两部分组成的。离心泵是一个快速运转的泵，是ECMO系统的动力源，类似于人体的心脏，能起到引血的作用。膜肺可以有效替代我们的肺脏，交换气体，简称"人工肺"。ECMO的工作原理是将患者的血液引出体外，通过膜肺进行气体交换，再经血液输送回患者体内，同时将二氧化碳排出体外。由于ECMO的支持作用，可以暂时减轻患者的心脏和肺部负担，使心肺得到充分的休息，以便医生给予患者进一步的治疗。

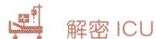 解密 ICU

什么情况下，医生才会给患者启用 ECMO？

心搏骤停和急性重症病毒性心肌炎：患者的心脏无法有效泵血，导致全身缺氧和重要器官损伤。ECMO 可以支持患者的心脏功能，维持患者的生命体征，为进一步治疗赢得时间。

重症肺炎：ECMO 可以用于治疗重症肺炎。重症肺炎患者的肺部受到严重感染，无法进行有效气体交换。ECMO 可以支持患者的呼吸功能，减轻肺部负担，为肺部功能的恢复和治疗提供时间。

其他疾病：ECMO 还可以用于治疗其他需要心肺支持的疾病，如急性心肌梗死、脓毒症等。在这些情况下，患者的心肺功能可能受到损伤，无法维持正常的生命体征，ECMO 可以提供临时的机械支持。

所有进行 ECMO 的患者都需要充分的镇静吗？

为保证治疗的有效性，ECMO 上下机一般是由专业的医护团队去完成的，患者体内的血液会随着 ECMO 的高速运转而大量快速的循环。ECMO 置管的管径也比较粗，约为男性示指粗细。在使用 ECMO 治疗期间，医生常常会给予患者镇静药物用于降低

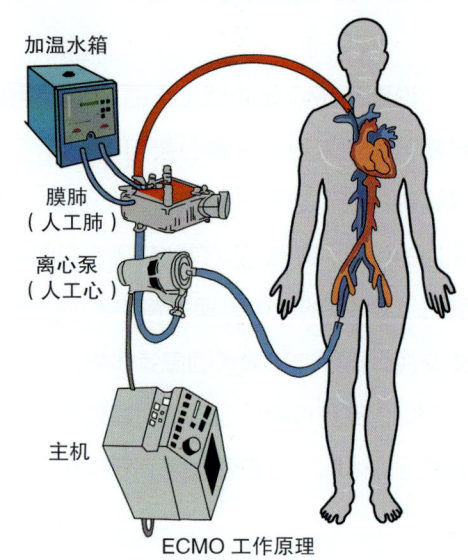

ECMO 工作原理

患者的氧耗，而且通常也会使用约束带进行保护性约束，防止管路的意外脱出，一旦管路脱出或断开，会危及患者生命。

随着医学不断发展，医生也会结合患者情况，为神志清楚的患者开展清醒 ECMO 的治疗。清醒 ECMO 不影响患者四肢活动及进食，可改善患者就医体验，避免镇静、气管插管及呼吸机等相关并发症和副损伤。在清醒 ECMO 模式治疗下，患者能清楚地与医务人员交流，表达自身意愿，实现优质医疗的目标。

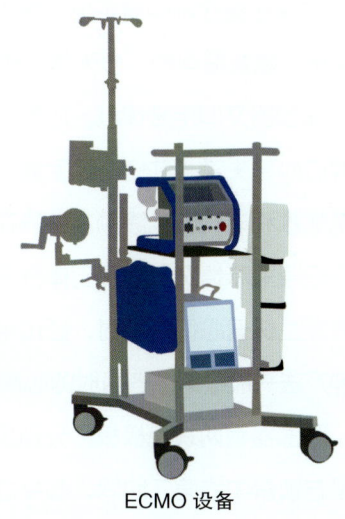

ECMO 设备

第十一节　什么是除颤器？

大家在医疗剧中肯定见过医生给患者电除颤救命，很多人以为就是电击，感觉很可怕，今天就来解开除颤器的神秘面纱。

除颤器又叫电复律机，心脏电除颤是利用高能直流电终止多种快速异位心律失常，并使之恢复窦性心律的电学治疗方法，可以分为同步电除颤和非同步电除颤。一般在急救时，如患者发生心室颤动或心搏骤停等紧急情况，才用到体外非同步电除颤。同步电除颤一般用于患者发生快速心律失常时，经过电除颤后可以恢复窦性心律。具体用哪种方法一般根据患者当时的心律情况，由专业医生判断并开展。

除颤器有两块电极板，分别放于患者的心底部和心尖部，心底位置是右锁骨中线第二肋间，心尖位置是胸骨左缘第五肋间腋前线。两块电极板之间的距离应在 10～20 cm。在除颤前医护人员会在患者的除颤部位充分涂导电糊，紧急时可用盐水代替，避免引起皮肤电灼伤。在电视剧中人们经常能够看到医生将 2 个电极板放在一起去进行揉搓、涂抹导电糊，这种方式其实是错误的，有可能会造成除颤器的短路。

心搏骤停发生 4 分钟后，脑细胞会因缺氧而发生坏死，即使血液循环恢复，坏死的脑细胞也不能恢复正常的功能。早期除颤是院外急救生存链中关键的一环，对心搏骤停患者的抢救成功率及患者预后起着至关重要的作用。有研究表明，尽早行电除颤能使心搏骤停患者复苏成功率提高 2 倍以上，高达 50%～70%。

第二章 仪——ICU 的仪器都有哪些？

正因为尽早及时的除颤至关重要，现在大家在机场、地铁站、学校、商场等人员密集的公共场所都能看见自动体外除颤器（automated external defibrillator，AED）。AED 是一种便携式的医疗设备，它可以诊断特定的心律失常，并且给予电除颤。不同于医用除颤器，AED 可以经内置系统分析和确定发病者是否需要予以电除颤，AED 的语音提示和动画操作提示使该设备操作简便易行，施救者只需按照提示操作就可以，所以非专业医务人员可以使用。

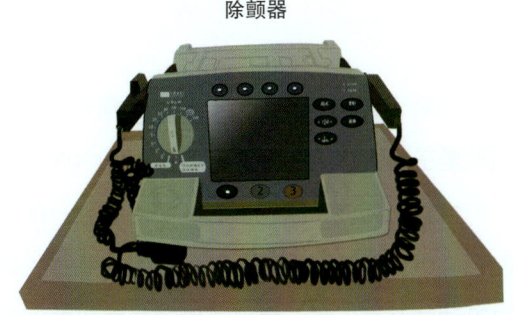

除颤器

知识扩展：

电除颤所用电能用 J 表示。按需要量进行充电，心室颤动为双向波 200 J、单项波 360 J，用于非同步电除颤。室性心动过速为 150 ~ 200 J，心房颤动为 150 ~ 200 J，心房扑动为 80 ~ 100 J，室上性心动过速为 100 J，均用于同步电除颤。

第十二节 什么是 IABP？

你听说过在心脏里放一个小气囊就可以起到改善供血的作用吗？这就是主动脉内球囊反搏（intra-aortic balloon pump，IABP）。

大家都知道，我们的心脏像一个泵一样，不停地收缩和舒张，将血液供给到全身的各个器官。IABP 是机械性辅助循环的方法之一，通过股动脉穿刺，将一根带气囊的导管放置到心脏的特定位置（左锁骨下动脉开口远端和肾动脉开口上方的降主动脉内）。这个导管的球囊在心室舒张期开始快速充气，增加冠脉灌注；在舒张末期球囊快速放气，降低心室后负荷，从而达到辅助心脏的作用。

哪些人需要用到它？当患者心脏这个泵衰竭的时候，如急发生性心肌梗死或者严重心肌缺血并发休克，医生就会考虑用 IABP。

哪些人又用不了 IABP 呢？如存在主动脉疾病、严重的凝血功能障碍的患者。

临床上每位患者的 IABP 导管并不都是一样的，医生会根据患者身高进行"私人订制"。上端位于左锁骨下动脉以下 2～3 cm，下端位于肾动脉开口的降主动脉内，临床上确定位置的金标准是 X 线照射，位置过低或过高都会影响患者的循环情况。位置过高可能会导致球囊阻塞左锁骨下动脉的开口，从而使左上肢灌注不足；位置过低，球囊可能阻塞肾动脉的开口，造成肾动脉灌注不足，导致尿量减少。

IABP 通过什么来监测是否需要辅助心脏泵血呢？是人们常说的触发，最常见的是心电图触发，还包括压力触发、起搏器触发、心房起搏、心室起搏等。

留置 IABP 的患者需要做哪几方面的配合呢？

体位

1. 床头抬高，小于 30°。

2. 穿刺侧下肢保持伸直，避免屈膝、屈髋，防止导管打折。可以适时活动的时候将置管一侧下肢垫高，并每 2 小时行下肢功能锻炼 1 次。

3. 不要维持一个姿势一直躺着，可配合医生、护士适当变换体位，预防压力性损伤。

中心导管

护士会为患者妥善固定导管，患者在活动时需要注意防止导管脱出、打折。IABP 导管置入本身就易成为细菌进入人体的通道，所以要注意观察穿刺部位有无渗血、血肿、发红现象，更换敷料也要执行严格的无菌操作，不然易引起严重的全身感染，所以患者如果感觉穿刺处皮肤不适，要及时联系主管医生和护士进行处理。

足背动脉

患者术后需要密切观察穿刺侧的下肢足背动脉搏动，观察穿刺侧下肢皮肤颜色是否发绀，以及足部皮肤温度与另一侧足部是否一致、是否存在感觉变化。患者需适时进行肢体功能锻炼（如肢体按摩、踝泵运动等），以促进下肢血液循环。

第十三节 什么是支气管镜？

支气管镜也许对大家来说是个陌生的名字，下面我们来了解一下。

当患者在 ICU 住院期间，有时医生会让患者家属签署"支气管镜知情同意书"。部分家属及患者对支气管镜检查存在很大顾虑，有时不能积极配合。其实支气管镜检查类似于胃镜检查，只是胃镜是进入食管，而支气管镜是进入气管。做支气管镜时，一般医生会给患者使用镇静止疼的药物或者麻醉药物，减轻患者的不适。

什么情况下，医生才会给患者做支气管镜呢？

当患者气管或者肺里出现了不明原因的感染、出血、异物，或者有肿物病变时，医生会建议患者进行支气管镜检查。

医生将支气管镜通过患者的口腔或鼻腔插入气道，并逐渐观察气管和支气管的内部情况。必要时会根据病情的需要，进行吸痰、气管内注射药物、留取检查样本等操作。只要患者积极配合，一般情况下，不太复杂的病例大概只需要十几分钟就可以完成检查。

神志清楚的患者怎么配合医生？

按照医生的指示提前禁食、禁水，这样可以确保检查过程中胃部和肠道内没有食物残渣，从而减少误诊的风险。同时，还要避免使用某些药物，因为某些药物可能会对检查结果产生影响。在检查时，听从医生的指示，配合医生的要求。医生可能会要求患者进行一些操作,如平卧、翻身等,以便能够更好地完成检查。如果医生告知需要进行呼吸训练,患者按照要求进行呼吸即可。患者应放松身体,不要过度紧张,保持正常的呼吸频率和深度,尽量让自己保持在平静的状态。过度紧张可能会导致呼吸急促、心跳加速,甚至影响检查的顺利进行。

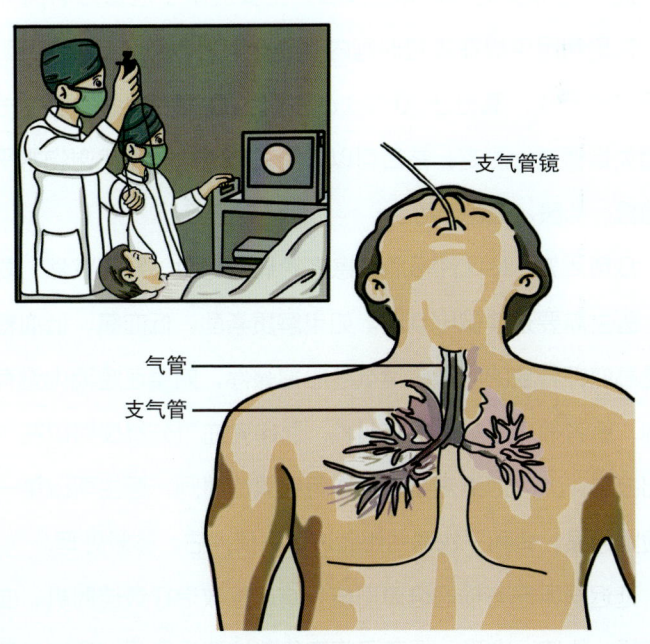

第十四节　什么是血气分析仪？

ICU 的护士有时也在充当检验师的角色，为患者抽血后，他们会在科室内必备的仪器——血气分析仪上为患者进行快速的标本检验，为医生的治疗方案提供更快速的依据。

血气分析仪是 ICU 必备仪器，主要应用于危重患者内环境的监测，它是利用电极在较短时间内对动脉中的酸碱度（pH）、二氧化碳分压（PCO_2）、氧分压（PO_2）、碳酸氢根（HCO_3）、碱剩余（BE）等相关指标进行测定，并且可以检测各种电解质和代谢物水平，包括葡萄糖、乳酸、血色素等。

众所周知，ICU 许多危重患者病情变化快，发病突然，要查出原因，医生需要迅速做出判断。如电解质紊乱、低血氧、低血糖等，特别是高血钾导致的心律失常或者心搏骤停，如果在短期内没有被及时发现，患者很可能错过抢救时机。而床旁血气分析仪可以在 1 分钟之内出报告，大大地缩短了送标本等结果的时间，医生可以第一时间获得检验结果，有利于快速对患者进行病情评估，诊断处理。

延迟获得患者检验信息可能会错过抢救治疗最佳时机，血气分析仪方便、快速、准确，提高了临床急救护理质量和治疗的成功率。危重患者的抢救是争分夺秒的，为患者节省的每一分钟，都是一份生的希望。

血气分析仪的主要监测内容有以下几项。

1. 酸碱度：正常值为 7.35～7.45，反映液体的酸碱状态，异常值可能表示酸中毒或碱中毒，需结合其他指标综合判断。

2. 二氧化碳分压及氧分压：动脉血二氧化碳分压正常值为 35～45 mmHg，反映通气功能，异常值可能表示呼吸性酸中毒或碱中毒；动脉血氧分压正常值为 80～100 mmHg。

3. 碳酸氢根：正常值为 21～27 mmol/L，反映代谢状态。实际和标准两种测定方式，异常值提示代谢性酸中毒或碱中毒。

4. 剩余碱：正常值为 –3～3 mmol/L，不受呼吸因素影响，异常值提示代谢性酸中毒或碱中毒。

除此之外，还监测血糖、血色素、二氧化碳总含量、动脉血氧分压、氧解离曲线等，从而综合判断患者的情况。

一般血气分析都是抽取患者动脉血，因为动脉血的含氧量和酸碱度较为稳定，溶解在动脉的血氧和二氧化碳的浓度最接近肺泡中的血氧和二氧化碳浓度，这样才能准确地间接地反应肺脏的功能，同时可以间接地反应心脏的功能。静脉血里面的影响因素太多，无法准确估计心肺功能的变化。但有时医生也会看中心静脉血气结果，这是为了与动脉血气的数值形成对比，有利于综合判断患者病情，协助医生评估患者体内离子成分，协助液体容量管理。

血气分析仪那么重要，为什么有些化验结果与化验室结果不一致呢？

不同的检测系统和分析仪会导致检验结果有所差异，与送检时间不同有关，如静脉血等待检测时间过长，少许红细胞会被破坏（溶血),钾离子释放入血,导致血钾升高,所以医生需要综合判断,为患者的病情提供正确的诊疗方案。

血气分析仪犹如 ICU 医生、护士的眼睛,严密监测患者病情变化,为救治患者快速提供第一手资料。

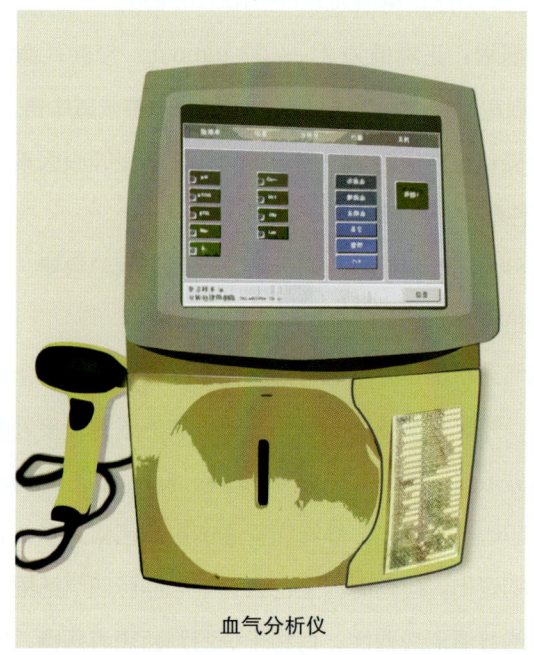

血气分析仪

第十五节 什么是免疫分析仪？

当心脏发生一些紧急病情变化的时候，会出现哪些提示信号呢？对心肌梗死和心力衰竭的患者，医生可以进行快速的判断和诊治，心梗三项是临床上诊断和鉴别心肌损伤疾病的重要指标，它是利用免疫分析仪，通过相应的试剂或是试纸，对血液中心肌梗死的相关各项指标进行分析的一项实验室检查。心梗三项是指：一些坏死标志物，如肌红蛋白、肌钙蛋白、肌酸激酶同工酶。其正常值范围因单位不同或测量仪器不同稍有差异。此外，免疫分析仪还可检测脑利尿钠肽。

肌红蛋白（Myo）

肌红蛋白是一种存在于骨骼肌和心肌中的酶，一般正常值＜110 µg/L。当心肌或骨骼肌损伤时，血液肌红蛋白水平升高，对诊断急性心肌梗死和骨骼肌损害有一定价值，如同时出现肌肉损伤的情况会影响检查结果的准确性。

肌钙蛋白（cTnI/cTnT）

肌钙蛋白基本都以复合物的形式分布于心肌细胞之中，一般正常值＜0.04 ng/mL，作用是防止心肌纤维收缩。当心肌损伤时释放入血，血清浓度变化可以反映心肌细胞的损伤程度。

肌酸激酶同工酶（CKMB）

该心肌酶主要存在于心脏和肌肉中，此外还存在于脑、前列腺、肺等器官组织中。一般正常值＜5 ng/mL。肌酸激酶同工酶对心肌损伤疾病的诊断灵敏度高于肌酸激酶，其阳性检出率达100%，具有一定的特异性。一般在发病后3～8小时开始升高，9～30小时达高峰，48～72小时恢复正常水平，对心肌梗死的诊断很有价值。

心梗三项检查在临床上最常用的作用是诊断急性心肌梗死，对病毒性心肌炎、不稳定型心绞痛的诊断也有一定的意义，还可以通过肌钙蛋白血清浓度变化，来反映心肌细胞的损伤程度，临床中能作为制订治疗方案的依据。

脑利尿钠肽（BNP）

脑利尿钠肽主要是心脏的各个腔室分泌的一种肽类激素，主要是由左心室分泌的，可以调节体液、体内钠平衡、血压，一般正常值< 100 ng/L。心力衰竭患者的左心室可能会变大或者压力增高，体内BNP的水平就会增高，这是身体在保护和调整自己，以达到利尿的作用，"治疗"心力衰竭。查血的时候就会发现数值升高，可能是身体在试图挽救心脏，这个值本身水平升高代表可能已经发生心力衰竭，这是BNP的意义。N末端脑钠肽前体（NT-proBNP）是心肌功能障碍标志物，临床上免疫分析仪对其进行化验分析，有助于诊断心力衰竭、心肌梗死、高血压并发左心室肥大等。

ICU患者大多病情危重，免疫分析仪不到20分钟就可以出结果，有助于医生对患者病情的快速做出诊断，为抢救患者争取时间。

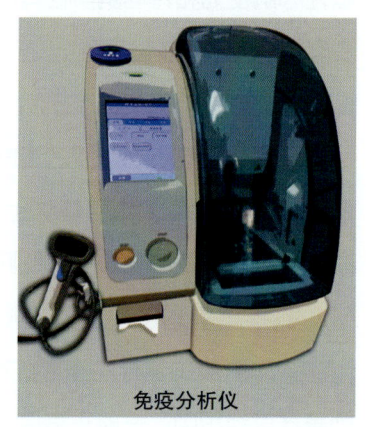

免疫分析仪

第十六节 什么是气管插管？

提起气管插管，大家都很害怕，那么长的一根管子插进嗓子眼，得多难受啊！具体什么是气管插管？到底插到哪里？插管以后患者又是什么样子呢？

当出现呼吸道梗阻、呼吸及心搏骤停、呼吸衰竭导致的严重缺氧或者二氧化碳潴留，以及全身麻醉手术时，患者就需要建立人工气道进行气管插管。气管插管是指将特制的气管导管插入到患者的气管或者支气管中，是一种重要的呼吸支持技术和急救措施。它能够保持患者气道的通畅，防止误吸和窒息，也能方便气道管理、辅助呼吸和机械通气等。

在临床实践中，气管插管常用于麻醉、急救和呼吸治疗等领域。例如，在麻醉过程中，通过气管插管可以控制患者的呼吸，确保麻醉效果和手术安全；在急救中，气管插管可以保持患者呼吸通畅，防止窒息和误吸；在呼吸治疗中，气管插管可以辅助呼吸和机械通气，改善患者的呼吸功能。

抢救性气管插管多是患者出现紧急病情变化时的急救手段，气管插管是否及时直接关系到抢救的成功率。气管插管患者一般会有反射，而且反射会非常强烈，就像平时人们呛水会不停咳嗽，气管插管就是将一根管子放在气道内，反射会特别强。所以这时候医生会先应用镇静药物，让患者睡一会儿。

解密 ICU

医生在为患者进行充分的镇静后会把患者的头向后仰，充分地打开气道，将喉镜从嘴里插入喉部，使用喉镜的前部轻轻抬高会厌，会厌是保护喉部的组织瓣，然后将导管的尖端经声门插入气管。医生会向插管的气囊进行充气，以封闭导管周围和气管之间的空隙。放置牙垫后，医生会把喉镜取出来，用简易呼吸器经气管插管进行注气，让肺膨胀，同时用听诊器听双肺的呼吸音，确诊气管插管所在位置，成人插入深度为 22～24 cm，然后固定气管插管。在某些情况下，还需借助 X 线检查来判断气管插管所在位置。气管插管若处于正确的位置，医生会接上呼吸机。

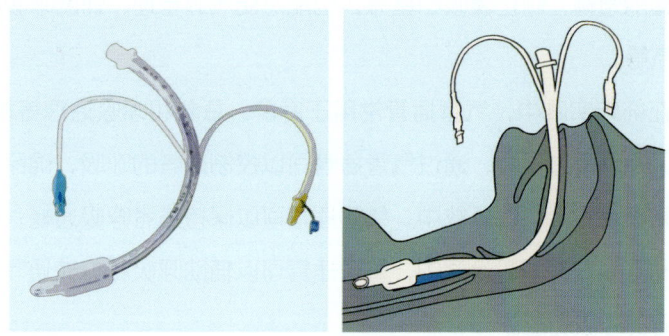

气管插管及位置

第十七节　气管插管患者为什么不能说话？

气管插管是指将一根管子插入到气管中，以保持气道的通畅，保证呼吸功能的正常进行。然而，在气管插管的过程中，由于管子堵塞了喉部，影响到患者的发声能力，导致患者无法说话。具体来说，气管插管会影响发声的原因有以下几点。

插管位置：气管插管的位置通常在喉部，这个区域是发声的重要部位。插管后，喉部会受到压迫，导致声带无法正常振动，从而影响发声。

呼吸道受损：气管插管过程中，可能会对呼吸道造成一定的损伤，如喉咙、声带等部位的损伤。这些损伤会导致局部疼痛、炎症等反应，从而影响发声。

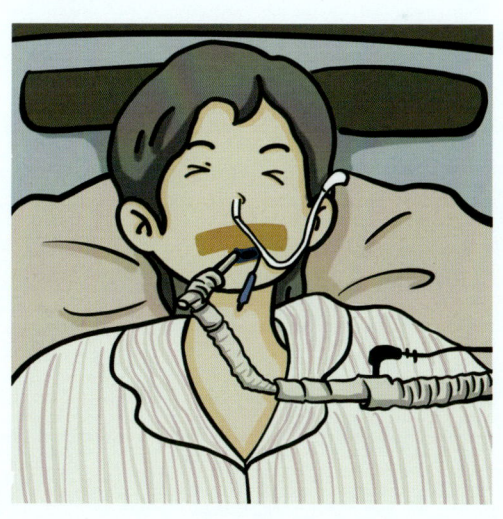

疼痛和不适：在插管过程中，患者可能会感到疼痛和不适，从而影响呼吸和发声能力。

机械性损伤：气管插管作为一种有创操作，可能会对患者的气管、喉部等部位造成局部出血、水肿等，从而影响发声。

医生需要根据患者的具体情况来判断是否需要进行气管插管，并在插管后及时进行相应的治疗和护理。在气管插管的过程中，需要注意保护患者的呼吸道和喉咙部位，以减少对患者的损伤。

第十八节 什么时候能拔除气管插管？

之前介绍了什么是气管插管，以及插管以后患者为啥不能说话。那什么时候可以拔除气管插管？拔管以后又需要注意什么呢？有调查指出，气管插管是患者留置的所有管路中舒适度最差的，很多患者无法耐受，不少患者会因无法控制的躁动而自行拔管。如果患者自己拔管了，轻则造成喉部损伤，重则危及生命。

拔出气管插管的时间取决于患者的具体情况和医疗团队的建议。在评估何时可以拔出气管插管时，医生会考虑以下因素。

患者的呼吸功能：当患者能够自主呼吸并维持足够的氧气水平时，医生会评估患者情况，考虑为患者拔除气管插管，如果患者的呼吸功能仍然不足，则可能需要继续使用气管插管。

患者的意识状态：患者是否可以清楚地配合医务人员的指令，肌力是否恢复正常。

患者的生命体征：医生会密切监测患者的生命体征，包括心率、血压、体温等，确保患者处于稳定状态才可拔管。

患者的气道情况：有些患者因长时间保留气管插管，会造成气管黏膜水肿的情况，医生在拔管前会为患者进行漏气实验，确保患者安全后才能为患者拔除气管插管。

一般来说，保留气管插管的时间可能需要数小时到数天。在拔管之前，医生会与患者及其家属进行沟通，解释拔管的风险和必要性,并确保患者及其家属理解并同意拔管计划。拔出气管插管后,患者需要在医疗团队的密切观察下进行恢复。医生和护士会监测患者的呼吸、血氧饱和度和其他生命体征,以确保患者没有并发症或其他问题。

在拔除气管插管后,患者需要注意以下几个方面。

防止呛咳:拔管后患者可能会因咽喉刺激出现呛咳情况,剧烈呛咳可能导致低氧血症和心律失常。为减少呛咳,应使患者头部偏向一侧,并给予氧气吸入和排痰等措施。若患者无法自主咳痰,可以给患者吸痰以促进痰液排除。

防止喉头痉挛:持续插管可能造成咽喉疼痛和黏膜损伤,进而引起喉头痉挛。轻度痉挛未造成呼吸困难者,一般2~3天可自行好转。严重痉挛者可能需要使用激素等药物雾化治疗,若治疗无改善,可能需要重新进行气管插管。

防止误吸:持续插管会使口腔和咽喉产生大量分泌物,若被吸入肺部可能造成误吸。拔管后应及时清理分泌物,一旦发生误吸,应将患者头部偏向一侧,采取头低足高位,并使用负压引流装置吸出分泌物。

防止感染:气管插管可能造成一定损伤,拔管后需做好患者口腔内的护理。

第十九节 什么是气管切开？

当医生向家属介绍患者需要进行气管切开时，很多家属都表示难以接受，气管切开听起来比气管插管更可怕。切开的伤口以后还能长上吗？还能和正常人一样说话吗？

气管切开和气管插管都是为了保证患者的正常呼吸，但气管切开会比气管插管舒适很多，它是通过手术在患者颈部气管进行切开造口，置入气管套管以建立人工气道的方法。气管切开术是抢救危重患者的急救手术，术后可改善各种原因引起的呼吸困难。对长期需要人工气道的危重患者，由于其意识障碍，神经系统受损，咳嗽反射减弱或消失，不能有效地清理呼吸道，呼吸困难、血氧分压下降，会引起组织缺氧、损伤。因此，需要行气管切开术，促进患者康复。

气管切开的优点是能有效减少呼吸道无效腔及气道阻力，有利于气道内分泌物的消除及气道护理，患者相对容易耐受。缺点是气管切开为有创性方法，可造成一定并发症，如术后感染、拔管后气道狭窄。

什么样的患者会做气管切开呢？

喉及喉以上呼吸道阻塞导致缺氧、窒息者；重症患者因下呼吸道分泌物阻塞而不能自行咳嗽排痰者；需长时间进行机械通气治疗者；对某些颌面部手术患者也会采取预防性气管切开，以防误吸，同时便于麻醉管理。

气管切开后，患者的声带并未受损，理论上他们应该能够说话。然而，由于气管切开的伤口使得气流直接进入肺部，而不是通过声带振动产生声音，这使得患者难以发出清晰的声音。

当患者的肺部功能恢复良好，能够自主呼吸，并且声带功能也得到一定程度的恢复时，医生可能会考虑关闭气管切开的伤口。能否拔除气管切开套管取决于患者病情、咳嗽能力、吞咽功能等。目前一般有两种拔除气管切开套管的方式，一种是渐进式堵管后拔管，前期条件允许的情况下逐渐缩小气切套管尺寸；还有一种是直接完全堵管后拔管。

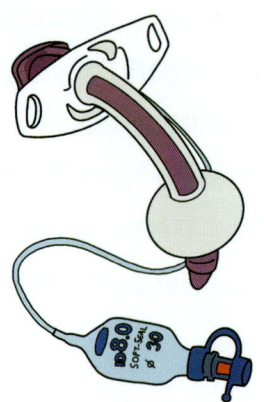 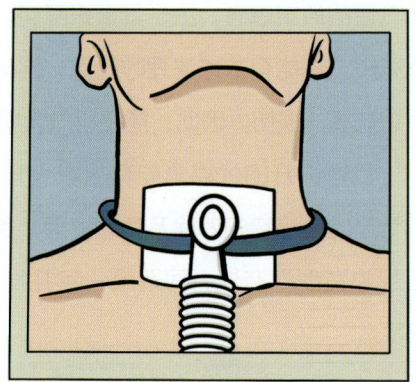

气管切开

第二十节　什么是吸氧？

日常生活中，人们经常能听到这样的玩笑：熊孩子拔吸氧管啦！可见大家都意识到了吸氧的重要性，对 ICU 而言，吸氧又可以分为多种方式，不仅只有吸氧管。

吸氧即吸入氧气，是临床常用的治疗方法，主要是纠正解缺氧，可以提高动脉血氧分压和氧饱和度的水平，促进代谢，是辅助治疗多种疾病的重要方法之一。

吸氧的方式有哪些？

1. 鼻导管吸氧：单腔，双腔。
2. 面罩吸氧：普通面罩，文丘里面罩，储氧面罩。
3. 头罩吸氧。
4. 高压氧舱。
5. 经鼻高流量湿化氧疗（HFNC）。
6. 无创吸氧：鼻式无创呼吸，口鼻式无创呼吸，简易呼吸器辅助呼吸。
7. 有创呼吸机吸氧：经鼻气管插管，经口气管插管，气管切开。

鼻导管吸氧的特点

鼻导管吸氧：顾名思义，是经鼻的一种吸氧方式，从而满足机体需要。常用于呼吸衰竭或低氧血症的患者，适用于意识较清楚且对氧流量需求较低的患者。

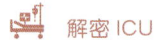 解密 ICU

优点：不影响咳痰和进食，使用便捷，患者也较舒适。

缺点：吸入氧浓度不稳定，受潮气量、呼吸频率等多种因素影响；不能提供高浓度氧；长时间应用或超过 5 L/min 湿化不足，耐受性变差。

流量选择：小儿 1～2 L/min，成人 2～3 L/min，严重缺氧者 4～6 L/min，一般不超过 7 L/min。吸入氧浓度 25%～45%，通常采用公式进行计算，吸入氧浓度 = [21+4× 吸入氧流量（L/min）]%，公式中 21% 指的是空气中的氧浓度。

普通面罩吸氧的特点

普通面罩吸氧：将氧气面罩扣在患者口鼻处，再给予氧气吸入。适用于张嘴呼吸、鼻部有影响吸氧的疾病，低氧血症且不伴有高碳酸血症风险的患者，高浓度给氧，流速 6～10 L/min，吸入氧浓度 35%～60%。提供了相对鼻导管更高的浓度要求（适用 Ⅰ 型呼吸衰竭）。

优点：简便、经济；湿化及吸氧浓度比鼻导管高；不会窒息，比较适用于缺氧严重而无二氧化碳潴留的患者。

缺点：患者可能会有幽闭感，影响进食、说话，有误吸风险，氧流量低于 5 L/min 会致二氧化碳重复吸入，咳痰或者进食时，需摘下面罩。

文丘里面罩吸氧的特点

文丘里面罩：是可调节的高流量精确给氧装置。氧气经狭窄的孔道进入面罩，产生喷射气流使面罩周围产生负压，与大气的压力差促使一定量的空气流入面罩。适用于精确给氧的患者，流速 2～15 L/min；

吸氧浓度 24% ~ 60%（吸入氧体积分数设定为 40% 以上时与实测值相差 10% 左右）。

优点：精确给氧，流量高；患者呼吸模式不影响吸入氧浓度；面罩不必与面部紧密接触，相对舒适，基本无二氧化碳重复吸入，适于低氧伴二氧化碳潴留的患者。

缺点：价格相对较贵，湿化能力一般，氧浓度有限；氧流量与氧浓度之间需匹配。

储氧面罩吸氧的特点

储氧面罩吸氧：在普通面罩下附加 600 ~ 1000 mL 的储气囊，流量 > 10 L/min，可提供相对较高的氧浓度。适用于低氧血症严重的

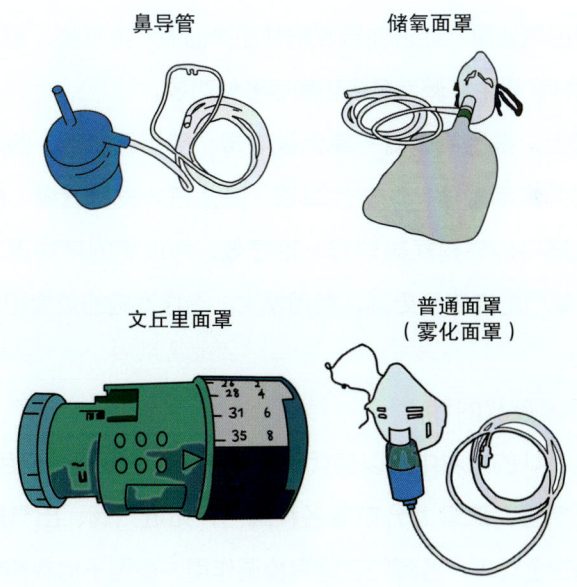

鼻导管　　储氧面罩

文丘里面罩　　普通面罩（雾化面罩）

患者，其可将氧气储存在储气囊中，吸气时可无外源性气体补充，高浓度给氧，流速 10～15 L/min（氧流量至少 6 L/min）。

优点：提供更高浓度氧，适用于严重缺氧患者。

缺点：患者可能会有幽闭感，影响进食、说话，有误吸风险，储氧面罩不适用于有二氧化碳潴留风险的慢性阻塞性肺疾病患者。

头罩吸氧的特点

此法简便、无刺激，能根据病情调节氧浓度，长时间吸氧也不会发生氧中毒，透明的头罩便于观察病情，适用于患儿吸氧。

高压氧舱吸氧的特点

高压氧舱治疗在临床上应用广泛，多种急慢性内外科疾病均可使用，通过高压氧舱治疗，可以实现让人体血液获取更高浓度的氧气、增加组织的氧储量、促进血管收缩并加速血流、抗感染、增加药物疗效、促进神经再生、调节免疫功能等多种功效。

临床上，高压氧舱对一氧化碳中毒、破伤风感染、脑水肿、肺水肿、心肺复苏术后、突发性耳聋、胎儿宫内发育迟缓、股骨头坏死、冠心病等内外科疾病均有一定疗效，与传统的常规压力吸氧治疗相比，氧气的血浓度更高，利用率大，治疗疾病的范围和疗效更为突出。

简易呼吸器的特点

其在 ICU 的抢救中可以替代院前急救的人工呼吸，它包括面罩、球囊、氧气管，球囊上分布着各种阀门，如进气阀、出气阀、储氧阀、压力安全阀等，各阀门之间有协调作用，适用于抢救和插管前预给氧，流量要求＞ 10 L/min。

经鼻高流量湿化氧疗的特点

这是一种通过高流量鼻塞持续为患者提供可以调控并相对恒定吸氧浓度（21% ～ 100%）、温度（31 ～ 37 ℃）和湿度的高流量（8 ～ 80 L/min）吸入气体的治疗方式。

适应证：轻中度Ⅰ型呼吸衰竭且氧分压在 100 ～ 300 mmHg（氧合指数＝氧分压/吸入氧浓度）；轻度呼吸窘迫（呼吸频率＞ 24 次/分）；轻度通气功能障碍（pH ≥ 7.3）；对传统氧疗或无创正压通气不耐受或有禁忌证者。

优点：精确给氧；良好湿化、温化；舒适性、依从性好；具有无效腔冲刷效应；降低患者上气道阻力和呼吸功，低水平气道正压；维持黏液纤毛清除系统功能；降低患者上气道阻力和呼吸功。

缺点：需专门设备和导管，价格昂贵。

无创呼吸机吸氧的特点

这是指不需要侵入性或有创性的气管插管或气管切开，只是通过鼻罩、口鼻罩、全面罩或头罩等方式将患者与呼吸机相连接进行正压辅助通气的技术。

有创呼吸机吸氧的特点

这是通过侵入性或有创性的气管插管或气管切开等方式将患者与呼吸机相连接进行正压辅助通气的技术。

第三章

食——ICU 患者怎么吃？

第一节　什么是营养支持？

随着医学的发展，危重症患者的营养支持在临床中的应用越来越重要，ICU 的患者怎么保证营养呢？下面采用快问快答的方式为大家解惑。

患者不能经口吃东西怎么办？怎么保证营养？

若经口饮食达不到需要量的 50%，则需要鼻饲喂养，通常是通过胃管补充营养，营养液通过胃管和营养泵匀速进入到患者体内，提供肠内营养。

下胃管太难受，不想下胃管，输营养液代替行不行？

胃肠功能未受损，首选肠内营养。因为肠内营养符合人体的生理过程，正常的人体是通过胃肠消化和吸收来获取营养的。

什么情况下使用肠内营养？

存在营养风险和/或营养不良，胃肠道有功能且能安全应用肠内营养设备的患者，应首选肠内营养。

什么情况下使用肠外营养？

肠外营养适用于胃肠功能暂时性或永久性障碍，食物不能正常经过消化、吸收利用或者无法被胃肠道吸收的患者。例如，大面积烧伤、急性胰腺炎、急性肾衰竭、厌食症、肠梗阻、消化道出血等患者。

肠内营养比肠外营养有哪些优点？

1. 肠内营养并发症比较少，肠外营养有可能出现感染、肝功能受损等并发症。

第三章 食——ICU 患者怎么吃？

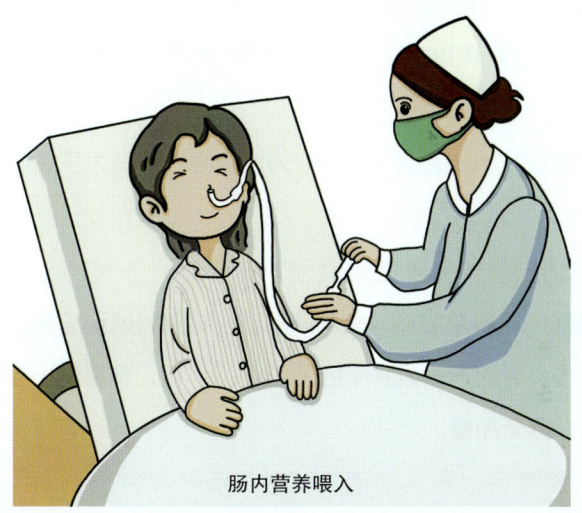

肠内营养喂入

2. 肠内营养可以使营养物质接触到胃肠黏膜，防治胃肠黏膜萎缩。

3. 肠内营养价格经济实惠，肠外营养花费相对较多。

但是，对需要营养支持治疗的患者，若肠内提供的能量和蛋白质低于机体目标需要量的 60%，应通过补充性肠外营养，增加能量及蛋白质摄入量，以减低或避免喂养不足，改善临床结局。

患者带着胃管回家后，应该如何正确使用胃管喂饭？

1. 鼻饲前：协助患者取半坐位，避免进食过程中出现呛咳、反流、呕吐等情况，减少肺炎发生的可能。

2. 鼻饲时：速度要缓慢，过快会刺激咽喉部，引起呛咳，同时容易导致反流。

3. 鼻饲后：保持进餐体位 30 分钟，这样利于消化，帮助胃排空，同时避免翻身和拍背，防止胃内容物反流产生误吸。

每次喂多少？

鼻饲量每次以不超过 200 mL 为宜；喂养间隔大于 2 小时，每日 4～5 次。

使用肠内营养会不会拉肚子？

如果肠内营养温度低，会刺激肠道，导致肠蠕动加快，可能排便次数会增多。将营养液温度保持在 38～40 ℃，剂量由小到大，浓度由稀到稠，逐渐加量。

这根胃管可以永久使用吗？多久换一次？

胃管的留置时间根据胃管的材质更换，若发生堵管应及时更换。

胃管会不会堵？

每次管饲结束后，均需用大概 20 mL 温开水冲洗管道，同时用手指轻揉管壁，以便彻底清洗，保持管道通畅。

第二节 什么是禁食水？

有的患者和家属不太理解为什么不让吃饭、喝水，其实这也是 ICU 治疗的一个重要组成部分。通常入住 ICU 之前，医护人员会向家属宣教，为患者准备任何饮食都需要经过医生同意，再让患者食用。其实这是保护患者的一种方法，我们通常称为禁食水。

什么样的患者需要禁食水？

1. 手术需要麻醉的患者：胃里有残余食物可能发生误吸，引起吸入性肺炎，严重时可能会有生命危险。

2. 做胃肠道手术的患者：胃肠道手术可能需要进行消化道重建，吃东西会影响手术操作，会导致手术感染，可能影响术后伤口愈合。

3. 某些疾病原因：如急性胰腺炎患者吃东西后会刺激胰液、胆汁等消化液大量分泌，加重腹痛、发热等症状。

手术前、后为什么禁食水？

术前禁食水主要是为了防止术中发生呕吐或窒息。因为在手术过程中，麻醉药物会对消化系统造成影响，尤其做腹腔或者内脏手术时，手术会刺激腹腔黏膜，从而导致患者呕吐。麻醉状态下，患者的呛咳反射会受到抑制或消失，食管肌肉松弛，胃内压力增加，胃内食物容易反流，当呕吐物不小心被误吸后，则有可能诱发肺部感染，严重者还可能会出现窒息。

术后禁食水是因为术后初期麻醉药物尚未完全代谢，会导致胃肠

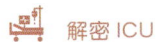 解密 ICU

道出现一些副作用,如果过早地吃东西、喝水可能会诱发恶心、呕吐等不适症状,甚至导致误吸。

禁食水期间口太干又不能喝水怎么办?

人们会经常听到禁食水的患者说口干,甚至无法耐受,医务人员特别能理解这种不适,通常会采用以下几种方式帮助患者减轻不适感。

1. 用小瓶喷雾器,将瓶子洗干净后消毒处理,注水,再将维生素C片溶于水备用。术后出现口干口渴时,将其喷到患者口唇上或口腔内,能有效缓解口渴。

2. 为患者涂抹唇膏或者香油,缓解患者唇部干燥,也可以用棉柔巾为患者湿敷口唇。

3. 为患者进行口腔护理,至少2次/天,可适当增加频次,以增加患者的舒适度。

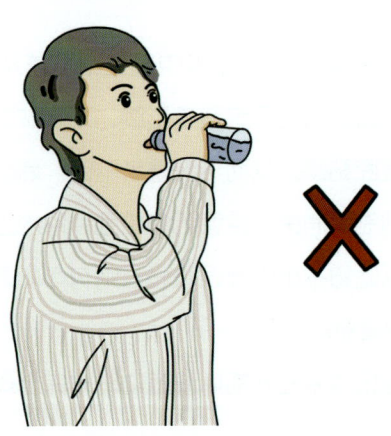

第三节 什么是流食和半流食？

禁食水是一个相对来说比较痛苦的过程，当病情允许时，医护人员会逐步为患者恢复正常饮食，一般会从流食或半流食进行过渡。

什么是流食？

流食在临床上也叫作流质饮食，主要是小米粥、养胃粥等流水一样的食物，不能是固体的东西。

什么情况下吃流食？

1. 一般常见于有消化道疾病的患者，如有胃内炎症，患者出现胃痛、消化不良等症状时，可以考虑流食，能够减轻胃肠道的负担，缓解病情。

2. 大手术之后的患者，如心脏手术、胃肠道手术等患者，需要胃肠道的黏膜恢复蠕动后进流食。

常见的流食有哪些？

米汤、豆浆、鸡蛋汤、鱼汤、果蔬汁、蛋白粉冲泡乳液、医用营养液、藕粉汁、牛奶、酸奶等。

什么流食有营养还能有饱腹感？

1. 饮品类：如牛奶、豆浆、藕粉汁等，这类流食中含有丰富的蛋白质、维生素和微量元素，能为人体补充营养成分。

2. 稀饭类：如鸡蛋汤、稠米汤、小米粥等，这类流食中含有大量淀粉和多种微量元素，能够充饥和补充营养物质。

3. 肉汤类：如骨头汤、鱼汤、鸡汤等，这类食物中含有较多的蛋白质、脂肪、碳水化合物等，能够为患者提供一定的蛋白质和身体所需氨基酸，还能够充饥。

进食流食时建议遵循少量多餐的原则，进行均衡饮食，保证身体营养，满足机体所需能量。

什么是半流食？

半流食是处于固体食物和流食之间的一种食物形态，食物从外观上看是稀的、软烂、易消化、易咀嚼，包含的食物有果泥、鸡蛋羹、肉末粥、内酯豆腐、馄饨、面条、肉泥、菜泥、芝麻糊等。因为这种半流质的食物比较容易咀嚼和消化，营养丰富，品种繁多，有足够的热量和蛋白质，对胃肠道功能处于恢复期的患者及老年患者都比较适合。

术后为什么不能正常吃饭，要吃流食？

不同位置的手术术后有不同的要求。

以甲状腺手术为例，因为手术的切口在颈部，手术以后有可能会引起声音嘶哑，以及有可能引起颈部伤口内的大出血。所以手术以后不能吃过硬的东西，因为过硬的东西要反复咀嚼多次，有可能导致切口处疼痛；也不能吃过烫的食物，过烫的食物有可能会引起颈部的血管扩张，从而引起颈部的大出血。

如果是腹部手术，如胃的手术或者是小肠的手术、结肠的手术，一般排气、排便代表患者胃肠道功能开始恢复，就可以从流食开始逐步恢复饮食。

流食应该怎么吃？

1. 尽量丰富品种。很多人一提到流食，就是米粥。不会做流食，只是单纯熬粥，这样营养远远不够。因为粥的大部分成分是淀粉，人体还需要一定量的蛋白质、脂肪，还有一些纤维素和维生素。所以除粥之外，豆浆、豆腐脑都是非常常见且营养丰富的流食。根据病情需要可以有选择性地去增加。

2. 适当加入一定量的蔬菜。家里有破壁机的，可加入蔬菜，破壁机可将蔬菜有形的物质打散，这样加到流食里边，患者就可以摄入一定量的矿物质、维生素、纤维素。

3. 少吃多餐。流食不能按照一日三餐吃，因为流食大部分还是水分，可以每日加到四顿、五顿、六顿，这样少量多次摄入饮食，有利于康复。

第四节 什么是肠外营养？

有时 ICU 的患者会静脉输注一大袋子的营养液，这种营养支持方式叫作肠外营养。肠外营养也是重症患者常用营养方式的重要组成部分。

什么是肠外营养？

肠外营养即不经口也不经胃管或胃肠造口，而是经静脉输注营养液来供应患者所需要的全部营养物质。

哪些患者适用肠外营养？

1. 大手术、创伤的围手术期。
2. 肠外瘘、炎症性肠病。
3. 妊娠剧吐、持续 5～7 天以上的呕吐者。
4. 严重营养不良的肿瘤患者。
5. 重要脏器功能不全的重症患者。

肠外营养液的组成成分有哪些？

1. 碳水化合物。
2. 脂肪乳。
3. 氨基酸。
4. 电解质。
5. 微量营养素等。

患者每天输注肠外营养液能吃饱吗？

肠外营养治疗是一种个性化治疗方式，医生会根据患者的具体情况具体分析，通常需要考虑以下几个方面。

1. 确定患者机体总能量。

2. 确定液体量。

3. 确定氨基酸量。

4. 计算糖和脂肪量。

5. 估算电解质、维生素和微量元素的量。

6. 整合处方。

第五节 什么是肠内营养？

重症患者常用的营养方式是肠内营养，前面已经简要介绍了重症营养相关内容，下面就来揭开肠内营养的"面纱"。

肠内营养是什么？

肠内营养是经胃肠道给予代谢需要的营养物质及各种营养素的营养支持方式。根据患者的病情、胃肠功能等情况，可以选择经口服和经导管输入两种途径。输入导管可以有鼻胃管、鼻十二指肠管、鼻空肠管和胃空肠造瘘管。通常，我们把经输入导管提供肠内营养的方式叫作鼻饲。

这种通过鼻胃导管把营养物质供给患者的方式开始于18世纪末，到19世纪已经得到了广泛应用。最早的肠内营养是在1942年为治疗儿童肠道疾病而推入市场，发展至今已经是比较成熟的营养供给方式了。肠内营养配方随着时代的发展而逐步改进，配方中的化学成分明确，不含残渣，无须消化即能吸收，被称为要素膳。

什么情况下需要进行肠内营养呢？

近年来，随着医学的进展，人们对胃肠道结构和功能有了更深入的了解。胃肠道不单是消化吸收器官，更是重要的免疫器官。在决定采取何种营养支持时，医生们首先考虑的便会是肠内营养支持。这也是众多医生达成的临床共识。但是要判断患者是否适合使用肠内营养进行营养支持，还要考虑以下几点。

1. 患者胃肠道有功能，而且安全，肠蠕动存在，可以考虑给予肠内营养。

2. 患者不能或者因病情原因不可以经口进食，如患者患有吞咽和咀嚼困难、意识障碍或者昏迷，有消化道瘘，手术后需要呼吸机辅助通气，但需要预防和纠正手术后营养不良等，可以考虑给予肠内营养。

3. 患者患有短肠综合征、炎症性肠病、高代谢状态、急性胰腺炎等疾病，以及慢性消耗性疾病，可考虑选择适合的喂养导管进行肠内营养的喂养。

注意：如果患者患有麻痹性或机械性肠梗阻、消化道活动性出血及休克都是禁止使用肠内营养的；如果患者有严重的腹泻、顽固性呕吐、严重的吸收不良综合征等，医生也是会十分谨慎地评估，再选择是否使用肠内营养。

可不可以自己在家里把吃的打成泥送进监护室给患者鼻饲？

患者每日给予的肠内营养总量、营养素配比、鼻饲的速度都是由医生和营养师根据患者病情来调节配比的。住在ICU的患者，更是要求精细，每日给予的肠内营养总量、是否添加电解质，甚至鼻饲的速度都会根据患者当日的化验检查、前一日24小时的出入量、有无胃内潴留，以及今日补液治疗的情况，或是病情的变化随时调节。因此，家属制作的食物多数是不适合患者的。

当然，医生也会根据以上的各项参考指标和家属沟通。有时会让家属送来一些可以鼻饲的食物。比如长时间缺乏蛋白质的患者，除静脉输注蛋白液外，医生可能会建议家属购买蛋白粉，护士会根据医嘱加在患者的肠内营养中。也有些患者会有排便不畅的情况，医生也会建议家属购买乳酸菌给予患者鼻饲，以调节肠道菌群，促进排便。

如果家属还想要给患者送一些鸡汤、参汤、鲜榨果汁等，可以及时和患者的主管医生沟通。医生会根据患者情况，给予建议。即使医生允许送自制的汤、水，也不必送太多，原则是尽量少量。一是因为患者可能因病情变化而不能进食较大量；二是因为医生治疗方案已经有充足的补充量，如果加上家属临时送的饮食，可能会影响医生的治疗计划；三是因为ICU内温度基本维持在23～25 ℃，食品容易变质。最好还是询问医生，根据需求，每日现做现送最佳。

具体的鼻饲饮食有哪些？

在医院，常用的鼻饲饮食有鼻饲成品营养剂或者营养科配制的匀浆膳，使用鼻饲泵匀速缓慢地给患者。患者在家中通常会鼻饲牛奶、豆浆、蔬菜汁、果汁、稀粥、米汤、肉汤等。对鼻饲的患者还应注意增加维生素C的摄入量，如鲜橙汁、胡萝卜汁、西红柿汁等。

都是鼻饲营养液的ICU患者，为什么费用却不一样呢？

目前使用的肠内营养分两种，一种是成品营养液，特点是营养素齐全，不需要消化或稍加消化就可以吸收，并且少渣；另一种是由医院营养师针对患者营养需求开具营养处方而配制的营养液，也称为匀浆膳，是一种将肉、蛋、奶、蔬菜、水果等营养物质精加工后制成的营养液，为"自然食物"，更适合胃肠功能好的患者。

两种肠内营养液各有千秋。虽然针对患者需求已经研制了专门适合肾功能不全患者使用的低钾配方营养液,适合糖尿病患者使用的无糖配方营养液等,但是对 ICU 患者而言还是不够。还需要医生根据患者的病情需要、化验检查结果,在营养液中添加电解质或蛋白粉,以满足患者营养需求。匀浆膳虽然是营养师根据患者情况专属定制的营养液,但是 ICU 的患者病情变化快,各项指标相对不稳定,同样需要医生根据患者情况随时调整。

即使患者病情平稳,营养液中不需要增加任何东西。患者身高、体重、性别、年龄甚至疾病不同,所消耗的能量及所需热量都不相同,所以同样都是鼻饲营养液,所花的钱也是不一样的。就如同我们在同一家餐厅吃饭,点的菜不一样,饭量不一样,花的钱自然也不一样了。

第六节　鼻饲营养如何操作？

鼻饲营养是指将导管经鼻腔插入胃内或肠内，经导管将流食、营养剂、水和药物注入胃肠内的方法，以满足不能经口进食或病情危重的老年人对营养和治疗的需要。然而，鼻饲的同时容易发生误吸、腹胀、腹泻、便秘、堵管、脱管、鼻黏膜损伤等并发症，应特别注意。那该如何进行正确的鼻饲呢？下面一起来了解留置鼻饲管的一些知识吧。

胃管是如何插入的呢？

胃管插管长度为鼻尖至耳垂再至剑突或前额发际至剑突的距离，成人为 45～55 cm。胃管插至咽部时，患者需要配合护士进行吞咽动作，这样可以使留置过程更加顺畅。

昏迷患者因吞咽反射及咳嗽反射消失不能合作，而反复插管可致声带损伤与声门水肿。为了提高昏迷患者插管的成功率，可在插管前先将患者去枕平卧，头向后仰，避免胃管误入气管。当胃管插入 14～16 cm（会厌部）时，再以左手托起患者头部，使下颌靠近胸骨柄，以加大咽部通道的弧度，便于管端沿后壁滑行，然后慢慢插入至所需长度。

如何确认鼻饲管在胃内呢？

医护人员一般会用三种方法检查胃管是否在胃内：①胃管接注射器抽吸，有胃液抽出；②用注射器从胃管注入 10 mL 空气，置听诊

第三章 食——ICU 患者怎么吃？

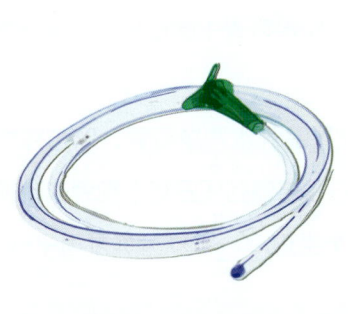
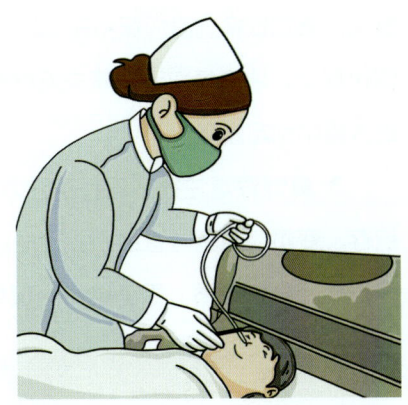

器于胃部，能听到气过水声；③将胃管开口端置盛水碗内应无气体逸出，如有大量气体逸出，表明误入气管。

对老年人来说，因咽部对刺激反应迟钝，误入肺部可无明显的咳嗽，有时因肺部感染痰液黏稠，误入肺部后痰液堵塞管道时也无明显的气泡溢出。所以，操作者同时要观察胃管是否盘在口中，若有，应及时拔出后重新插入。胃管导丝没有拔除的时候，也可以利用 B 超或者 X 线的方式判断导管位置。

如何灌注鼻饲饮食？

1. 每次灌注食物前先检查胃管是否在胃内，再注入少量温开水检查导管是否通畅，若无不适感，则可依次缓慢灌注鼻饲液或药液。

2. 灌注鼻饲液前，协助患者取舒适体位，最好为坐位或半坐位。灌注时，动作轻柔、缓慢匀速灌注，鼻饲液量开始宜少，待患者适应后根据机体情况酌情增加，通常每次鼻饲液量勿超过 200 mL，鼻饲间隔时间应大于 2 小时。若注入果汁，要与牛奶分别灌注，以免产生凝块。鼻饲饮食温度应保持在 38～40 ℃为宜，不可过冷或过热。鼻饲过程中，注意每次灌注液未流尽前，应将导管末端反折，避免空气进入胃中引起腹胀。

3. 鼻饲液灌注完毕后，再注入少量温开水冲净导管，以防食物积存、变质、阻塞导管或引发炎症。导管末端封闭固定于枕旁或衣领处，防止导管脱落。患者维持坐位或半坐位 20～30 分钟才可平卧，以免鼻饲液被吸入肺内。

什么是幽门后喂养

幽门是胃的出口，幽门后喂养也是现在重症患者鼻饲的一种方式，指将营养物质从幽门后的位置（十二指肠或者空肠）送往肠内，能改善患者的营养状况。留置幽门后喂养管，以前是用盲插法，现在是在 B 超引导下进行，提高了成功率。与经胃喂养对比，幽门后喂养能防止胃潴留，减少误吸的风险，进而降低吸入性肺炎的发生，将食物持续送入空肠还可防止发生胃扩张，因此对患者的呼吸功能可能更好。

有研究表明，48 小时内开展早期肠内营养有助于降低重症患者感染并发症的发生率，所以成年重症患者若无法经口进食，早期肠内营养应在 48 小时内开展而不是延迟进行，幽门后喂养就有助于实现早期肠内营养支持。

无论采取何种鼻饲方式，医护人员都会从患者的角度出发，综合考虑患者的情况，致力于促进患者的早期康复。

第七节 如何预防误吸？

误吸是指进食（或非进食）时，在吞咽过程中，有数量不宜的液体或固体食物（甚至包括分泌物和血液）进入到声门以下的气道，通常包括显性误吸和隐性误吸。误吸严重时，会导致剧烈呛咳、肺部感染、气道梗阻、急性左心衰竭、急性呼吸衰竭、窒息，甚至死亡。以下是一些预防误吸的策略。

1. 抬高床头：将患者的床头抬高30°～45°，这有助于防止胃内容物反流到食管和口腔，进而被误吸入肺部。

2. 评估患者的吞咽能力：对可能存在吞咽问题的患者进行吞咽评估。评估方法是让患者尝试吞咽一小口水或食物，并观察他们是否能够安全地完成这个过程。

3. 使用合适的饮食和液体：对可能存在误吸风险的患者提供软食、半流食或流食，避免提供可能导致误吸的大块食物或黏稠液体。

4. 避免过度镇静：过度镇静的患者可能无法保持清醒的吞咽反射，从而增加误吸的风险。因此，应根据患者病情，避免给患者过量的镇静剂或镇痛药。

5. 定期口腔护理：定期清洁患者的口腔，以减少口腔内的细菌和分泌物，这有助于降低误吸后发生感染的风险。

6. 使用胃管或鼻饲管：对无法安全吞咽的患者，可以考虑使用胃管或鼻饲管来提供营养。这些管子可以直接将食物和液体输送到患者

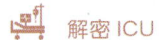 解密 ICU

的胃部，从而避免误吸的风险。

7. 监测患者的呼吸和心率：密切观察患者的呼吸和心率，以便及时发现任何可能导致误吸的异常情况。

在 ICU 中，预防患者误吸是非常重要的，因为这可能导致严重的并发症，如吸入性肺炎，所以应尽可能帮助患者降低误吸的风险，从而保护患者的健康和安全。

第八节　什么情况下需要补充蛋白质？

人们都知道蛋白质是营养的重要组成部分，有时候医生也会跟家属说准备一点蛋白粉。为什么要准备蛋白粉呢？为什么生病了要补充蛋白质呢？

蛋白质是人体必需的七大营养素之一，三大主要的供能物质之一，是一切生命的物质基础。一般来说，成年人体内蛋白质含量稳定，每日约3%的蛋白质被更新。因此，每日每千克体重需摄入约1 g的蛋白质，来维持体内蛋白质的平衡状态，即机体摄入与排出的蛋白质几乎相等。然而在一些特殊情况，如某些疾病状态下，由于大量组织细胞遭到破坏分解，此时构成细胞的蛋白质随之被大量分解而排出体外，导致排出的蛋白质数量超过了摄入的量。若长期处于此种状态，体内储存的蛋白质大量地分解，就会影响人体正常的生命活动，并威胁健康。在这种情况下需要注意补充足量的蛋白质。

蛋白粉，就是粉末状的蛋白质产品。什么样的人群需要额外补充蛋白粉呢？

绝大部分的正常人群均可通过合理膳食获得机体每日所需蛋白质，不需要再额外补充蛋白粉。但部分处于特殊阶段或有特别需求的人群，可以考虑通过合理地补充蛋白粉来保证蛋白质的充足摄入。

术后患者

通常情况下，患者手术前需要禁食、术中各种有创操作会造成失血、术后伤口愈合都需要蛋白质的补充和促进，故术后患者对蛋白质的需求量比平时增加。另外，术后患者饮食方式通常需要循序渐进从流质和半流质饮食开始，再逐步恢复为正常的饮食，所以需要适量补充蛋白粉。

肿瘤患者

肿瘤患者因机体处于高代谢状态，肌肉蛋白消耗增加，同时存在摄入和吸收不足的情况，所以发生营养不良的风险会持续增加。医生会根据相关营养指南对患者进行综合性营养评估，根据结果给予蛋白补给和营养干预。

老年人

与中青年人（18～64岁）相比，老年人对蛋白质的需要量并没有减少，但由于身体功能出现不同程度的衰退。消化、吸收与利用蛋白质的能力开始下降，所以摄入容易消化的优质蛋白质成为满足老年人身体所需的关键。此外，人体的肌肉会随年龄的增加而不断地衰减，70岁及以上高龄体弱的老年人，在维持膳食和体力活动不变的情况下，需要额外给予富含乳清蛋白的蛋白粉补充。

蛋白质的补充非常重要，现在很多医院都开设营养科门诊，大家可以根据个人需求去寻求专业的咨询，获得专业的指导。

第九节　为什么要补充乳酸菌？

很多家属可能会有疑惑，医生怎么让家属去给患者买乳酸菌呢？为什么重症患者需要补充乳酸菌呢？

乳酸菌是一种益生菌，它的主要功能体现在以下几点。

1. 调节肠道菌群：乳酸菌能够调节肠道菌群，保护黏膜生物屏障，有助于维护肠道健康。

2. 增强免疫力：乳酸菌代谢产生的乳酸可以抑制有害细菌的生长繁殖，有助于恢复肠道内菌群的平衡，可以增强免疫细胞活性和抗体量，提高患者的免疫力，有助于抵抗疾病。

3. 改善肠道功能：乳酸菌对部分食物有预消化作用，并能改善肠道功能，有助于缓解肠道不适。

4. 改善便秘：乳酸菌能够促进胃肠道蠕动，加快食物消化及吸收速度，有助于改善便秘症状。

因此，患者补充乳酸菌有助于维护肠道健康、改善肠道功能、提高免疫力，有助于患者的康复。但是，具体使用乳酸菌的方式和剂量需要根据患者的具体情况和医生的建议来确定。

第四章

住——ICU 住院期间都干什么？

解密ICU

第一节 住进ICU就是等死吗？

相信还是有很多人谈ICU色变，觉得要进ICU就是没希望了，离死亡不远了。难道进了ICU就是等死吗？

ICU具备最先进的监护设备，以及经验丰富的医疗护理团队，患者在这里可以实时监测到心率、血压、血氧等多项指标，并且在出现状况时可以第一时间进行救治处理。所以，目前很多手术后短时间麻醉未清醒不能拔除气管插管的患者；术前基础病症比较多，经历手术创伤后需要进一步严密监护的患者；年龄较大，手术创伤较大，术后风险较高的患者，都会在手术后转入ICU来进行严密的监测，平稳度过术后高风险的阶段。等待平稳后就会转回术前的病房或者普通病房继续治疗。

需要机械辅助通气或持续床旁肾脏替代治疗的患者住进ICU后，医疗团队会对患者进行精准评估，制订细致的治疗方案。护理团队在为患者治疗护理的同时，会根据其病情需要，对患者进行有效的床上、床旁的功能恢复锻炼，尽量使患者可以尽早摆脱机械通气，为患者在转出后回归正常生活做好充分的准备工作。

随着医学护理技术的不断发展与进步，各种先进的仪器设备的应用，治疗护理技术手段的提高和更新，使得危急重症的抢救成功率明显提高，复杂重大手术后的监测护理工作更加成熟。在先进仪器设备的保驾护航下，通过医务人员的严密监护与精心治疗和护理，更多的患者平稳度过了生命中最困难的时刻，从危重逐渐走向康复。

第四章 住——ICU 住院期间都干什么？

第二节　ICU 的床是什么样的？

说起床，大家都不陌生，生活中有各种各样的床。随着科技的发展与进步，普通睡觉的床都有很多功能，那对 ICU 患者使用的床，大家了解吗？

在普通病房中，使用的是手动摇床，适用于有家属陪伴的患者。这种床可根据患者需求，手动调节床位角度，以达到患者舒适体位的要求。

ICU 所使用的床，可以电子进行操控，床体的上下方共有 4 个可使用的床挡，可以降低患者坠床的风险。在上方的床挡上，有电子操控台，解锁后，可将床头、床尾分别进行抬高或降低，可以调节床的角度，以达到患者所需要的角度与要求。护士定时为患者翻身，与可控式床配合使用，降低了患者皮肤损坏的风险。

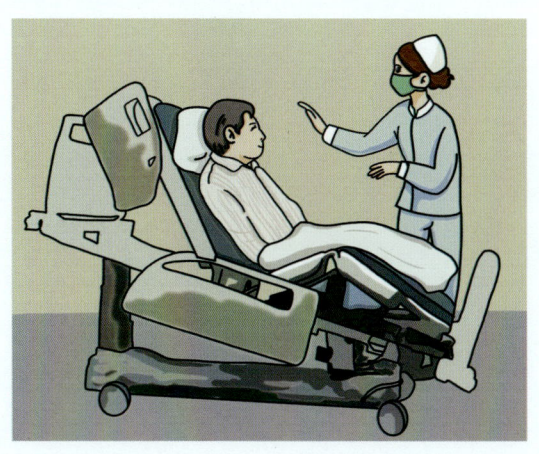

神志清楚的患者，在保证安全的前提下，患者可自行调节床的角度，以达到患者舒适体位的需求。不能自行翻身的重症患者长时间皮肤局部受压，会导致局部淤紫、缺血甚至坏死。因此ICU患者使用的床垫相较于普通病房使用的床垫，弹性及质量更好，也更加柔软，这样可以减少因局部皮肤受压导致的皮肤损坏。

此外，ICU所使用的床还有称重、夜灯等功能，有的还可以帮助患者翻身，这样就可以使患者更加舒适，以便更好地为患者服务。

第三节 患者在夜里能好好休息吗？

ICU 是一个听起来令人生畏的地方，这里收治了很多危急重症的患者，在这里仿佛没有时间概念，患者虽然整天躺在床上，但他们的休息质量比一般的熬夜族还要差得多。这是为什么呢？医护人员十分重视这种现象，又为此做了哪些努力呢？

影响 ICU 患者睡眠的因素

通常影响 ICU 患者睡眠的因素有以下几个方面。

1. 环境相关因素：主要包括光和噪声。

（1）光是影响睡眠的一项重要因素，其主要机制是长时间光照会使褪黑素分泌异常，导致昼夜颠倒，使优质睡眠时间、总睡眠时间减少及睡眠片段化。ICU 室内亮度超出正常范围，影响患者睡眠。

（2）噪声是影响睡眠的另一项重要因素。ICU 由于患者病情需要，经常会使用大量仪器设备。而 ICU 主要噪声源于各仪器设备的报警。其次是医护人员的交谈声、电话铃声等。

由此可推断，ICU 的亮度、声音均可影响患者睡眠，导致患者睡眠异常。

2. 治疗相关因素：治疗的特殊性是影响患者睡眠因素之一。危重症患者病情瞬息万变，为保证及时救治需采取 24 小时不间断治疗，如此频繁的治疗必然影响患者睡眠。

（1）镇静、镇痛药物：很多 ICU 患者需使用镇静、镇痛药物以减轻痛苦与不适。但是镇静、镇痛不仅不能等同于睡眠，还会影响睡眠，尽管镇痛药物对减轻患者痛苦不可或缺，但仍需寻找一个平衡点，同时兼顾舒适与睡眠。

（2）心血管类药物：目前有研究认为胺碘酮、β受体阻滞剂会引起失眠、梦魇等。血管活性药物包括去甲肾上腺素、肾上腺素、多巴胺等，除导致失眠外也会抑制患者的深度睡眠。

（3）激素：ICU患者需根据病情使用激素治疗，激素的种类和剂量不同也会使患者产生梦魇、失眠及抑制深度睡眠等症状。

（4）患者本身因素：疼痛、发热、应激、焦虑等会导致失眠，加之ICU患者病情危重，基础疾病较多常伴有脏器功能损伤、衰竭等，生理、心理不适都会对患者睡眠产生影响。所以由疾病本身导致的睡眠障碍同样不容忽视。

改善睡眠问题的方法

1. 非药物治疗：主要有改善病房内环境与舒适治疗两种方法。

（1）改善病房内环境：调暗灯光，降低病床周围监护设备的亮度，为患者佩戴眼罩。调整医疗设备报警音量，采用隔音设备或为患者使用耳塞，医务人员在不影响诊疗效果前提下降低交谈音量。通过以上措施可有效改善患者睡眠。

（2）舒适治疗：改善患者的生理感受，减少治疗过程中的不适感，维持生理状态下睡眠周期，让患者达到最优睡眠。同时通过播放舒缓音乐，改善患者睡眠质量。

2. 药物治疗：原则上并不提倡用药物来改善ICU患者的睡眠质量，

第四章 住——ICU 住院期间都干什么？

如果严重影响睡眠且非药物治疗无效，医生通常会使用苯二氮䓬类和丙泊酚作为镇静治疗的基本药物，或使用低剂量右美托咪定进行镇静和镇痛，以缓解 ICU 患者的睡眠障碍。

睡眠对我们每个人来说都非常重要。好的睡眠质量对 ICU 患者的康复治疗可以起到事半功倍的作用，医护人员都会努力为患者营造一个舒适的环境，帮助患者建立良好睡眠。

第四节 为什么总有机器在响？

"叮叮当当叮叮当当""滴滴滴滴滴"，ICU 内为什么总有机器在响？到底是什么在响？这些声音可以关掉吗？

在 ICU 内，每个患者都会使用监护仪进行生命体征的监护，以便能够及时发现患者的病情变化，保证患者安全。除此之外，监护室内还有呼吸机、血滤机、ECMO、输液泵、注射泵等相关使用的仪器。使用各种仪器超过设置的参数时，仪器都会报警，以随时监测患者生命体征的变化，提示医生及护士治疗完成情况。每种仪器报警的声音也不一样。特别急促的声音提示患者情况危急，需要立刻查看处理。

例如心电监护用以监护患者生命体征（心率、呼吸、血压及血氧饱和度），医生会根据患者病情，调节报警上下限值。当患者病情发生变化时，心电监护仪随之报警，提示患者病情变化，医生及护士会

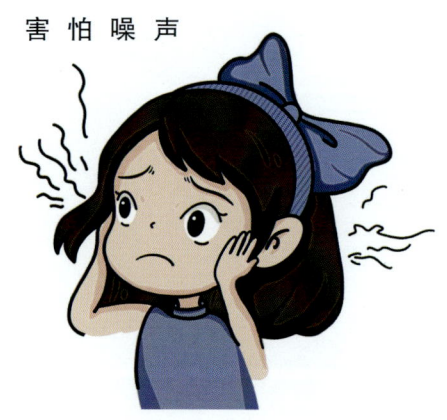

害怕噪声

第四章 住——ICU住院期间都干什么？

立即对患者进行查看，及时对患者发生的任何情况予以处理。

这些报警声音是对患者病情变化的提醒，也是对治疗继续与否的提示，任何人都不可以关掉任何仪器的报警，以防患者发生病情变化时医生、护士不能及时发现。

在日常工作当中，医生及护士也会控制有效报警的识别，减少无效报警，在保证患者安全的前提下，保证患者充分休息。

第五节 如何为患者保持舒适度？

保持良好舒适度，促进患者的恢复与痊愈是医护人员一直追求的工作目标。

ICU 相对普通病房而言，空气质量要求更高，可有效保护需要有创操作（如留置深静脉置管）或有手术伤口、开放伤口的患者，从而降低了患者感染风险。ICU 常年对温度和湿度控制有明确要求。ICU 温度会保持在 22～24 ℃，湿度会控制在 50%～60%。并且除单间病房外，所有床位间会配备隔帘/屏风，最大限度地保证患者的隐私，避免交叉感染，有助于提高患者的舒适感，并促进其恢复。

ICU 全部采用医用电动病床，该病床属第二类医疗器械，可随时调整床头/床尾角度，可有效帮助患者呼吸和循环，利于患者行动，促进患者早期康复治疗。

ICU 始终秉承着"舒适护理"的理念，本着"以患者为中心"的原则，减轻患者焦虑情绪，提高患者舒适度，促进患者痊愈。

第四章 住——ICU住院期间都干什么？

第六节 可不可以把手机等电子设备带进ICU？

众所周知，在ICU，患者不可以使用手机，同时ICU内的患者不能有家属陪同住院，只能在特定时间内进行探视。

当因各种情况导致危重患者入住ICU并需严密监护时，会有很多人问起ICU内为什么不能带入手机等电子产品呢？

其原因是这样的：手机发出的电磁波可能会对起搏器、除颤器等急救设备产生干扰，在无形之中增加了患者的安全隐患。另外，患者带入手机可能携带病菌，增加了科室内交叉感染的风险。而且带有拍照和摄像功能的电子设备在ICU未经允许进行拍摄，也会侵犯到其他患者的隐私。因此，当患者住进ICU时，原则上不能让患者带入手机。

医护人员能理解患者家属对患者在ICU内情况的担心，患者及家属也要相信专业医护团队给予的专业医疗和护理服务。医护人员严密监测患者病情变化的同时，会以最快的速度对患者进行相应的治疗，负责患者生活护理的专业护理员也都定期接受专业的培训。此外，在ICU内每个床头都安装有呼叫器，当患者有需求时可随时呼叫医务人员，医护人员也会定时查看患者，并每周定期安排患者家属对患者进行探视，让双方了解彼此情况，对ICU放心也安心。

每当人们提起ICU时，往往会想到可怕、沉重或是压抑这些不好的词汇。但换个角度思考，ICU里面配备了顶尖的设备仪器和优质的

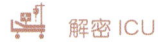 解密 ICU

医护团队，可以更好地守护患者生命健康。请患者和家属都不要过分紧张和纠结，同时给予医护人员充分的信任。

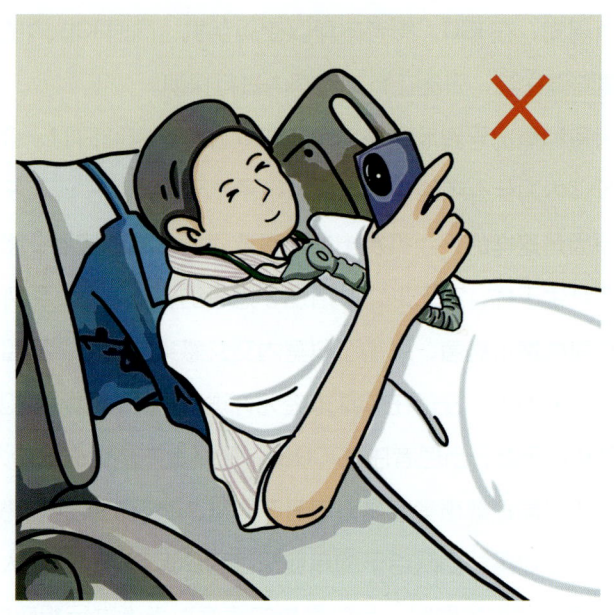

第七节 疼痛如何评估？

疼痛是患者最常见的主诉之一，了解清楚患者的疼痛强度才能更好地为患者提供治疗方案，帮助患者解除痛苦。医务人员都是从哪些角度了解患者的疼痛呢？

疼痛评估工具是用于评估和测量患者疼痛程度的一种标准化工具或问卷。下面是常用的疼痛评估工具。

数字疼痛评分法

用数字来表示疼痛程度，其中 0 表示无痛，从左到右疼痛强度随之增加，10 为最痛。通常 1～3 对应轻度疼痛；4～6 对应中度疼痛；7 及以上对应重度疼痛。患者根据自己的感受选择一个数字来描述疼痛程度。这是一种简单易行的评估方法，被广泛用于各种临床情境中。

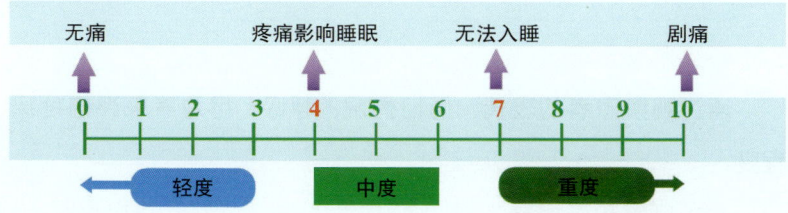

视觉模拟评分法

用一条直线或带刻度的纸张，让患者根据自己的感受在直线上标记疼痛程度，在 0（无痛）到 10（最严重的疼痛）之间进行标记。这种方法常适用于有语言障碍的患者。

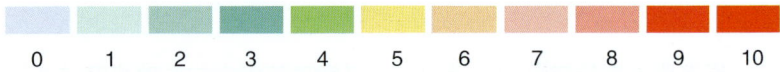

脸部表情量表

该评价量表采用 6 种面部表情（从微笑至哭泣）表达疼痛强度，适用于 3 岁及以上急性疼痛者、老人、小儿、表达能力丧失者、存在语言或文化差异者。

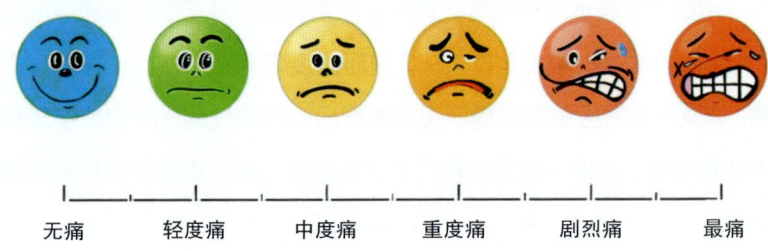

疼痛观察量表

通过观察患者的表情、伤口情况、呼吸、行为等来评估疼痛程度。

疼痛频率和干扰量表

用于评估疼痛的频率和疼痛对日常生活的干扰程度。

以上是常见的疼痛评估工具，医生可以根据患者的特定情况选择适合的工具进行评估，以便了解其疼痛程度、制订治疗方案和评估治疗效果。

  医护人员一般采取数字疼痛评分法将患者疼痛程度进行分级，1～3分为轻度疼痛，4～6分为中度疼痛，7～10分为重度疼痛。在患者入院8小时、手术后4小时、转入时或根据患者主诉及病情变化时动态评估患者疼痛情况，针对评分≥4分的患者给予药物治疗。在静脉/肌内注射后30分钟或者口服给药后1小时再次评分，每日14:00进行评分，直至在未使用药物状态下患者评分为0分或患者出院。

  了解患者的疼痛程度对ICU的工作非常重要。在ICU的治疗过程中，患者常由于镇痛不充分而发生躁动、谵妄等不利于疾病恢复的现象。此时准确评估患者疼痛情况，根据患者情况调节药物使用剂量，应用最小剂量达到理想状态显得尤为重要。理想状态即患者处于清醒状态，能与医护工作者、家属交流，并能进行身体活动/锻炼，同时允许患者在安静状态下逐渐入睡。这样不但可以促进ICU患者早日康复，减少患者痛苦，也可以使医护人员的工作能够更加顺利地进行。

第八节　怎么为患者约束？

约束就是把患者捆起来吗？听起来就很不舒服，那到底什么是约束？怎么约束？为什么要约束患者？

约束即保护性约束，是对可能自伤的患者进行肢体活动的限制，以保护患者安全，确保医疗及护理工作的顺利进行。

在 ICU 中，患者大多会留置气管插管、引流管、动静脉置管等很多重要的治疗管路。有些患者是手术后麻醉还没有清醒的状态；有些患者是因病情原因导致意识障碍。这些患者对自己的行为不能正确判断及操控，就如同醉酒的人，迷迷糊糊的。因为身上留置了很多管子，令患者自身感到不舒服可能会出现自行拔管、牵拉引流管等伤害自身的行为。为了确保患者的安全及医疗护理工作的顺利进行，护士通常会使用约束带、防脱管手套等约束用具对患者进行保护性约束。

防脱管手套是一种掌心一面有硬板、手背是透气网状面的手套，形状好像一支乒乓球拍，所以也会听到护士说"乒乓球手套"。掌心面硬板可以有效防止患者抓挠，并且可以在确保患者手臂可以自由活动的情况下，手不会拔管，一般适用于相对没有躁动，但有很多重要管路的患者。

约束带是带有长长固定带的宽带。约束手腕的宽带有较厚、较软的海绵垫子，缠绕在患者手腕上，不会勒伤患者皮肤；在海绵垫外有很长的固定带，用以将患者的肢体固定在床挡上。这种约束带适用于

第四章　住——ICU 住院期间都干什么？

肢体活动度过大，不能听从劝解，易造成重要管路滑脱，影响正常治疗的患者。

　　有时患者意识障碍严重，躁动不安甚至有幻视、幻听现象。对这样的患者，临床上可能会给予患者使用防脱管手套 + 约束带的双重保护性约束。等待患者安静下来，神志清楚，可以配合治疗后便可以解除约束。

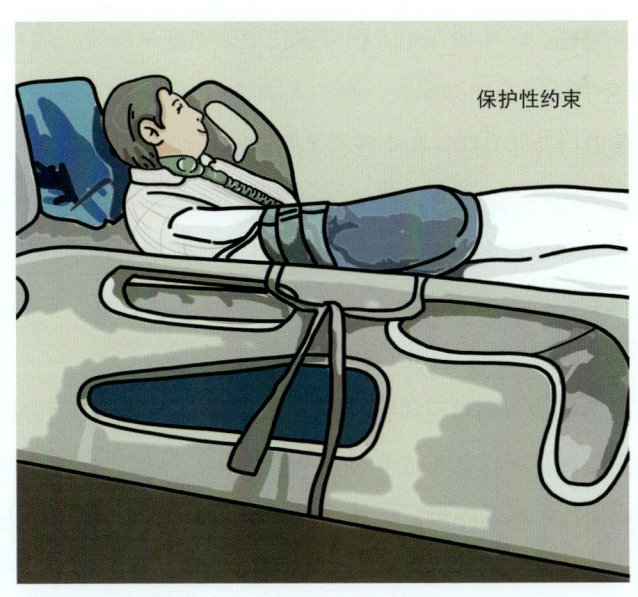

保护性约束

第九节 大手术后住进 ICU 有什么意义？

为什么手术很成功，还需要住进 ICU？

ICU 是医院里医护人员和设备最为集中的科室，医护人员根据病情对患者进行 24 小时不间断的连续监测，并随时处理各种异常状况。手术过程顺利仅仅是成功的开始，要保证手术完全成功，患者顺利康复，术前准备、术中操作和术后恢复三个环节缺一不可。ICU 就是术后恢复这个环节的加强保险，医护人员 24 小时密切监测患者病情，根据需要进行及时治疗，利于患者术后恢复。

什么样的患者术后需要住进 ICU？

1. 高危手术患者：心、脑血管及大手术后的患者，术后有可能会发生病情变化的患者（如咽部或甲状腺手术），术后暂时不能拔除气管插管或气道有水肿、窒息危险的患者。

2. 高龄患者：随着现代医学的发展，年龄已不再是手术的绝对禁忌证，所以现在高龄老人做手术的也越来越多。然而对高龄患者，虽然术前检查可能基本正常，但是机体重要器官的功能储备已经明显降低，手术做得再好，对机体都会有一定程度的创伤打击。而这个打击就有可能导致心、肺等重要脏器功能的进一步下降甚至衰竭，以及感染等严重并发症，直至引发多米诺骨牌效应——多器官功能衰竭而危及生命。在 ICU 里，医护人员可以采用多种手段最大限度地减少手术创伤对机体的影响，维护或支持好重要脏器的功能，为手术创伤后的恢复创造最佳条件。

  3. 手术时间长、术中不平稳者：通常手术的时间越长，手术的难度越大，对机体的影响也会越大，术中及术后就更容易出现生命体征的波动，以及出血、感染甚至器官功能衰竭等手术并发症。术后在 ICU 严密监测，及早发现异常状况并及时处理，就可以把出现并发症的概率降到最低。经历大手术后的患者早期多处于非常虚弱的状态，身上可能还有各种引流管，必须由专业医护人员给予 24 小时不间断、全方位的精心护理，才能平稳地度过危险期，而这些特级护理只有在 ICU 中才能实现。

第十节 麻醉术后多久能醒？

经过手术的患者都有麻醉的经历，睡了一觉就迷迷糊糊地醒了，醒来甚至有点晕乎乎的。那患者到底睡了多久？手术结束后又过多久才能清醒呢？

以上情况基本考虑为全身麻醉（全麻），因为非全麻患者一直处于清醒状态。影响全麻后患者清醒的因素一般有手术因素、患者因素和麻醉用药的因素。

在没有其他情况下，一般患者可在手术结束后 10～30 分钟清醒，因为在手术结束后已经基本停用药物，所用的药物基本是短效药，甚至超短效的麻醉药物，通常在手术结束十几分钟内，即可消退到患者可以清醒的程度。随着科技的不断进步，麻醉学也在不断发展。现在的静脉全身麻醉药，如临床常用的丙泊酚，其恢复时间一般在 3～5 分钟。假如是吸入型的麻醉药，则为 5～10 分钟。因此就麻醉恢复时间而言，有些患者恢复时间可能长一些，有的患者可能短一些。

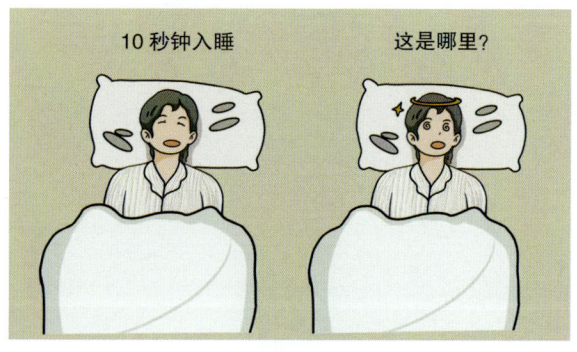

部分患者苏醒可能会延迟，如有脑部外伤、电解质紊乱、脑功能异常、肥胖的患者可导致药物蓄积，故需综合考虑患者的情况，进行相应处理，如使用拮抗药等。

若使用拮抗药后患者仍没有醒，患者可能有失血较多、休克、脑部功能异常等情况，需请脑外科医生会诊。如果有心功能不全，则可能需要心内科医生会诊。

第十一节 外科术后什么时候可以喝水、吃饭？

手术后什么时候可以喝水、吃饭是每一位患者必问的问题，也是每一位患者需要知道的内容，这关系着术后恢复，也关系着自身的健康和安全。

我们大致可以从两个方面来了解术后喝水、吃饭的时机。

手术部位

若手术部位为消化道，为了防止喝水、吃饭引起腹胀、腹痛等异常症状，通常需要在术后 6 小时，或等到能够排便、排气后，方可喝水、吃饭。而若手术部位为身体的其他部位，且没有出现恶心、呕吐、呛咳等不适症状，一般可在术后 2 小时喝水、吃饭。

麻醉方式

麻醉方式主要有局部麻醉、椎管内麻醉、全身麻醉等。局部麻醉通常没有喝水、吃饭的限制。椎管内麻醉需待术后 4~6 小时方可喝水、吃饭。全身麻醉则需要等到彻底清醒 6 小时后才能进食进水。手术后，应控制饮水量，以免增加心肺负担，每次 30~50 mL，饮水间隔需达 2 小时，每日总量一般控制在 300~500 mL。同时，建议以清淡、易消化的流食或半流食为主，以减轻局部刺激。

具体关于饮食的建议，外科手术后，通常需要等到肠道蠕动恢复后才能进食。一般来说，术后 2~3 天是禁食期，其间只能通过静脉输液补充营养和水分，等到肠道功能逐渐恢复，患者可以开始尝试少量饮水，然后逐渐过渡到流食。除肠道蠕动外，还要考虑患者的整体恢复情况，如果患者有其他并发症，可能需要更长时间的禁食水和观察。

术后饮食除应该以清淡、易消化为主，避免刺激性食物和饮料外，还应逐渐增加食物的量和种类，以适应肠道功能的恢复。同时，患者需注意保持充足的水分摄入，以免脱水。

第十二节　为什么要用腹带？

经历过腹部手术的人都会知道，术前医生就会让买腹带，这是术后非常有用的东西，可以说对术后恢复起着关键的作用。那为什么要用腹带呢？

医院常用的一般有两种腹带，多头腹带和弹力腹带。医院用的多头腹带一般是由长 150 cm、宽 15 cm 的 5 条布带中间并连且少许重叠后缝制而成，通常以普通白布为原料，这样既便于高压消毒又不至于被损坏，适用于外科术后、保留多根引流管的患者，引流管可以从腹带缝隙处穿出进行充分引流。

医用弹力腹带是一种由弹性材料制成的绷带，主要用于包扎伤口或固定医疗设备。其具有较好的弹性和伸缩性，能够根据腹部形状

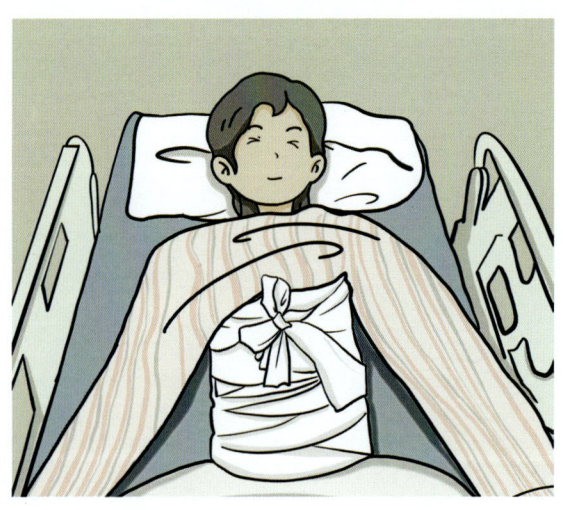

和尺寸进行调整,可以紧密地贴合不同的肢体形状,为伤口提供更好的保护和支撑,对于有多根引流管的患者,由于腹带的结构限制,引流有一定限制性。所以术后保留多根引流管的患者大多需要使用多头腹带。

腹部手术后绑上腹带的好处很多,能帮助固定敷料,还可以起到压迫止血的作用,更重要的是能降低患者腹腔内的压力,保护伤口不至于裂开。腹部动了手术之后,如果没有腹带的保护,患者可能会在打喷嚏、咳嗽或大笑时因腹内压增加而造成切口张力大、疼痛加剧、伤口愈合不佳。所以,腹带对腹部手术患者的术后康复非常重要。

第十三节　为什么有尿却尿不出来？

大家都知道人有三急，ICU 的患者也会经常和医生、护士提起关于小便的事情。很多人觉得很疑惑，为什么患者插着尿管，还觉得尿不出来？也有的患者会觉得一直想小便，这又是为什么呢？

留置导尿管的患者，有的会觉得尿意频繁，这都是尿管刺激导致的。因为导尿管刺激尿道口会引起膀胱痉挛，所以患者在插了尿管后，产生了尿意。

插着导尿管不能像平常一样自然排尿，但只要一有尿液，就会自然流出，无须过分紧张，越紧张，越容易出现膀胱痉挛。因人而异，膀胱痉挛也会使部分人觉得有憋尿感。

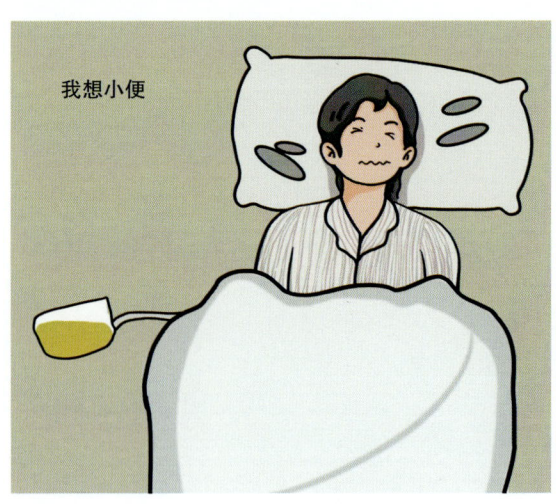

留置尿管可能会引起尿道感染，导致尿道黏膜炎症反应，使得尿道黏膜充血、水肿，从而影响尿液的排出。同时，感染还可能引起尿频、尿急等症状。

留置尿管时如果水囊过大可能会刺激膀胱颈而引起尿意。

患者觉得有憋尿感，医生首先会检查尿管是否通畅，是否有尿液沉淀物或结晶，排除由尿管不通畅导致的排尿困难。

医护人员会关注对留置尿管感到不安或紧张的患者，进行宣教，以免其因心理因素而造成膀胱肌肉收缩无力、尿液无法顺利排出。

第十四节　为什么要每小时看尿量？

ICU 的护士每小时必须要做的事情有很多，其中记录尿量就是一件很重要的工作。那为什么需要每小时记录尿量呢？

正常人每天 24 小时的尿量为 1500～2000 mL，这是一个相对稳定的范围。尿量监测对评估患者的肾功能、液体平衡和病情变化具有至关重要的作用。ICU 的患者，尿量监测变得更加关键。ICU 的患者通常是病情较为严重的患者，他们的身体功能可能受到严重影响。ICU 的患者护理等级均为特级，特级护理的工作内容之一就是要求每小时准确记录患者的出入量。

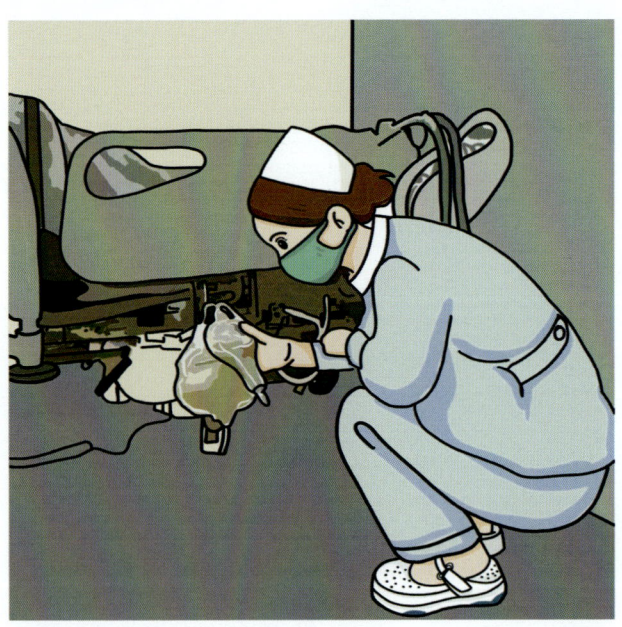

在这种情况下，尿量监测可以帮助医护人员准确了解患者的出入量情况，以确保患者的体液平衡。这对预防出入量不平衡导致的各脏器负担加重甚至衰竭具有重要意义。

尿量的变化可以直接反映患者的肾功能状况。肾脏是人体的重要器官，负责排出废物、调节体液平衡和酸碱平衡。尿量减少可能意味着肾脏功能受损，或者受到其他因素的影响。因此，持续监测尿量有助于评估患者的肾功能，为临床治疗提供重要依据。

每小时看尿量的原因在于，尿量的变化可能迅速发生，而且尿量减少或增加都可能预示着病情的变化。及时发现尿量的异常变化，医护人员可以迅速采取相应措施，以改善患者的病情。

> **温馨提示：**
>
> 少尿：24 小时尿量少于 400 mL（每小时小于 17 mL）。
>
> 无尿：24 小时尿量少于 100 mL（或者 12 小时完全无尿）。
>
> 多尿：24 小时尿量多于 2500 mL。

第十五节　为什么需要每天抽血？

在大多数人的印象里，说起住进医院的 ICU，都会让人感到既神秘又恐惧，除了病情危重和高昂的费用，经常有患者和家属会问：为什么每天都有抽血？这样天天抽血，哪里有那么多血，都抽贫血了。对这些疑问，下面逐一进行解释。

为什么需要天天抽血？

大家都知道，血液流经身体各个重要器官，渗透到各个组织中，是人体输送氧气和营养、代谢毒素的重要载体，就像一个在身体里游走的"监视器"，血液成分的变化，会受到机体的生理和病理变化的影响，因此临床中通过抽血化验检查，可以判断身体的健康状况。尤其 ICU 收治的大多是病情危重的患者，随时可能发生病情变化，威胁到生命，在临床工作中，这些患者不仅需要天天抽血，有的甚至要每天抽好几次血。医生会根据患者血液的各项化验结果，随时、及时调整对患者的治疗，从而更好地救治患者，挽救生命。

天天抽血，会不会导致贫血？

在临床中，听到要抽血，尤其抽好多管血的时候，有的患者就会说："抽这么多血，我什么时候能补回来呀？抽得我都贫血了。"其实不用担心，通常抽 1 管血为 2～5 mL，如果一次抽 10 管血，最多 50 mL，而且并不是每天、每次都需要抽那么多管，并不是所有的检查都需要天天做。在 ICU 中通常每天都需要抽的血标本为 3～4 管，平均需要 8～10 mL 血液。而成人一次性失血量在 500 mL 以下，通过心血管系统和储存血量的调节等机体的代偿作用,血液和血量很快就能恢复,所以在 ICU 抽血化验,对身体影响不大,更不会导致贫血。

ICU 中经常需要检查的项目有哪些?

1. 血常规:主要检测患者白细胞、红细胞、血红蛋白及血小板。白细胞大多反映患者是否存在感染;红细胞和血红蛋白反映患者是否存在贫血;血小板反映患者的凝血功能。

2. 生化检查:主要检测患者肝功能、肾功能、电解质等指标。别小看了电解质,例如,血钾的异常就会对心脏的功能产生不良影响,甚至造成心搏骤停。ICU 患者大多病情危重,变化快,通过这些化验检测,可以帮助医生更加准确地判断患者的病情,更加积极及时地救治患者。

3. 血气分析:主要检测患者的氧合情况。医生通过患者动脉血气分析结果,可判断患者的呼吸功能,调整治疗措施。

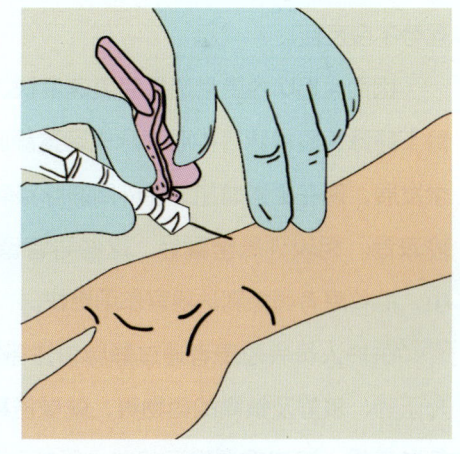

抽血化验都是为了明确患者的病情变化,帮助医生更准确地治疗患者,因此在 ICU 中很多患者几乎每天都要抽血,一旦患者病情稳定了,医生也会根据患者病情调整抽血频次。

第十六节　输液方式都有哪些?

大家可能见过各种各样的输液工具,那患者在 ICU 内的输液方式有哪些?都分别在什么情况选择何种输液方式呢?

在 ICU,患者大多数是通过静脉输液来进行治疗及营养支持的。在 ICU 的输液方式有很多,除了人们通常可以见到的外周静脉留置针,还有中心静脉留置导管。患者可能需要使用血管活性药物维持生命体征的平稳;需要输注氨基酸、脂肪乳、葡萄糖等进行静脉内营养的补充;需要输注碳酸氢钠、浓氯化钠注射液或含钾的液体等调节电解质平衡。这些药液通常本身就渗透压高、对血管刺激较大,由于外周静脉较细、血流较慢的特点,输注这类药物极易对血管造成刺激,令患者感到疼痛,甚至易发生外渗,从而导致静脉炎及周围组织水肿、坏死等不良反应。

因而,ICU 内更常选择血流速度快、血管直径大的颈内静脉、锁骨下静脉、股静脉等中心静脉来留置静脉导管进行输液治疗。随着医学发展,现在更是增加了经外周静脉穿刺的中心静脉导管(PICC)及输液港。相较外周留置针,这些导管留置时间更长、对血管刺激更小,抢救患者药物到达器官作用更快。

医护人员会为患者通过静脉输注各种各样的药物,如补液用药、升压药、镇静及镇痛的药物等,就像各种输液管道需要集中输注到一条通道里,这就需要输液的"小管家"三通的帮忙了。"小管家"可

第四章 住——ICU 住院期间都干什么？

以将各种输液装置连接在一起，像个三岔路口的交通指挥员一样，指向哪里液体就通向哪里，这样就可以保障患者同时输注多种药物了。

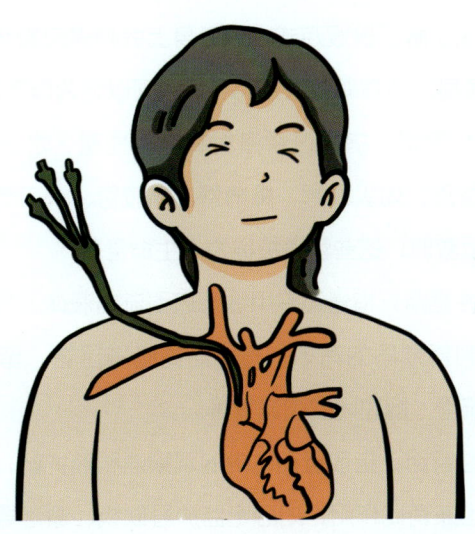

第十七节 患者身上的管路都有哪些？

之前大家了解了输液方式，患者身上会有输液管路。除了输液管路，ICU 患者身上还有哪些管路呢？大致可以分为以下四种。

1. 输入性管路：指通过管道将氧气、能量、水分或药液不断补充到体内的管路，如吸氧管、鼻饲管、输液管、人工气道、鼻空肠管等。在危重抢救时，这些管道被称为"生命管"。

2. 排出性管路：指通过专用性管道引流出液体、气体的管路，常作为治疗、判断预后的有效指标，如胃肠减压管、留置导尿管、肛管、各种引流管、胸腔闭式引流管等。

3. 监测性管路：指放置在体内的观察哨和监护站，不少输入性或排出性管道也兼有此作用，如心电监护导联线、漂浮导管、中心静脉测压管、PiCCO 导管、呼气末二氧化碳分压装置等。

4. 综合性管路：具有输入性、排出性、监测性的功能，在特定的情况下发挥特定的功能，如胃管的三重作用：进食、减压、监测出血的速度和量。

ICU 患者身上虽然会有很多"生命管道"，但患者的翻身及床上活动，也是很有必要的。因为翻身活动的目的是保持患者舒适，改善受压部位血液循环，预防压力性损伤发生，促进机体早日康复。无法主动翻身活动的患者，护士会帮助患者被动活动。神志清楚的患者，护士会协助患者进行翻身活动。

第四章 住——ICU 住院期间都干什么？

患者翻身活动时，最重要的是防止管路脱出。护士会对患者身上的管路进行妥善固定，除在穿刺点或接口处妥善固定管路外，根据不同管路的固定要求，护士会选择不同的固定材料及固定方法和技巧进行二次固定。例如，选择弹力加压固定胶带等，采取高举平台法、无张力粘贴法、塑形等进行二次固定，这样能明显降低管路滑脱的发生率。平时工作中，护士会保证管路整齐，同时根据管路的长短，将管路所接的容器妥善放于两侧，防止患者翻身时牵拉管路，导致管路滑出。同时，协助患者翻身时至少会有 2 名护士共同协作，进一步降低管路滑脱的发生率。

第十八节 如何帮助患者翻身活动？

当住进 ICU 时，大家除关注病情外，还会关注活动、吃饭、喝水这些事儿。躺在 ICU 的病床上，有的人不敢动，有的人一直动。下面是关于 ICU 患者的翻身活动的介绍。

护士会根据患者病情制订合理的翻身计划，使用一些辅助工具。患者通常会采用的卧位有主动卧位和被动卧位。先介绍一下主动卧位。这种体位常见于病情较轻、术前或是疾病恢复期的患者，患者可以根据自己的意愿及习惯采用最舒适、最随意的体位。而被动卧位主要可以分为左侧卧位、右侧卧位、半卧位、端坐卧位、俯卧位。一般情况下，医护人员会每2小时为患者翻身1次，操作人员至少2人，分别站在床的左右两侧并由高年资护士指导各自需要保护的管路。

左侧卧位、右侧卧位

以右侧卧位为例，护士会将患者抬起并平移至床的左侧，协助患者向右侧卧，患者上腿屈曲、下腿伸直，中间予软枕隔开，背部垫硬枕。

半卧位

这是 ICU 最常采用的体位，好处有很多：可以减轻肺部淤血、心脏负担；能增加肺活量，有利于气体交换，改善呼吸困难；对于外科术后患者，有利于引流，使感染局限化，减轻腹部伤口缝线张力，减轻疼痛，有利于伤口愈合；可减少面部、颈部手术后出血。护士会将患者抬起至床中间偏上位置，在双手及腘窝下垫枕，床头抬高 30°。

端坐卧位

一般用于晨起，护士会将患者抬起至床中间偏上位置，抬高床头，在后背垫硬枕，双腋下垫软枕，腘窝下垫软枕，毕竟一天之计在于晨，早晨起来取坐位有利于患者精神恢复。

以上几种体位同样适用于家中长期卧床老人，但需要注意的是一定控制好翻身间隔时间，一般以 2 小时为宜，不然会造成皮肤压红，再严重就会形成压力性损伤。

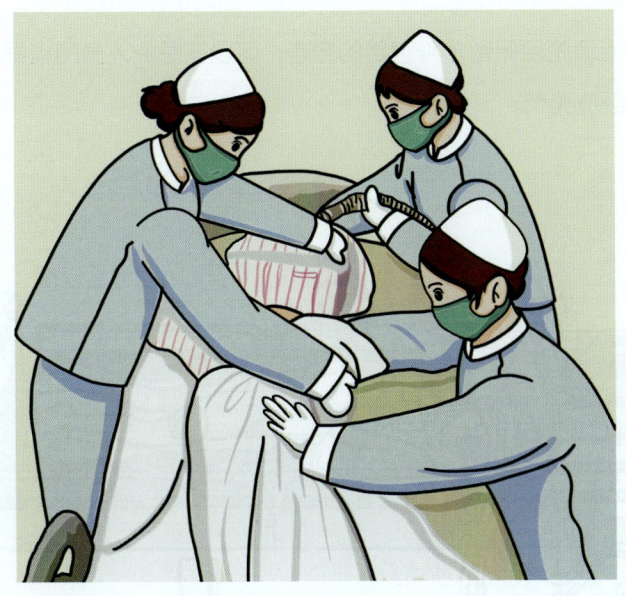

俯卧位

俯卧位一般是指俯卧位通气（prone position venlilation，PPV），是

利用翻身床、翻身器或人工徒手操作，使患者在俯卧位进行机械通气和治疗，以增加患者背侧肺泡膨胀，从而更好地改善患者氧合状态，是一种重要的肺保护性通气策略。

俯卧位通气是一种治疗方法，应用于急性呼吸窘迫综合征（acute respiratory distress syndrome，ARDS）及急性肺损伤等，是ICU的一项治疗肺部疾病的"秘密武器"，它可以促进塌陷的肺泡复张，改善肺部通气血流的比例，改善呼吸系统顺应性，减轻心脏和膈肌对肺底部的压力，有利于痰液引流，改善右心功能，但整体操作过程需要做好充足的准备工作，并需要医护团队的密切配合。

神志清楚且保留多种管路的患者，可以在医护人员的指导下进行清醒俯卧位通气。

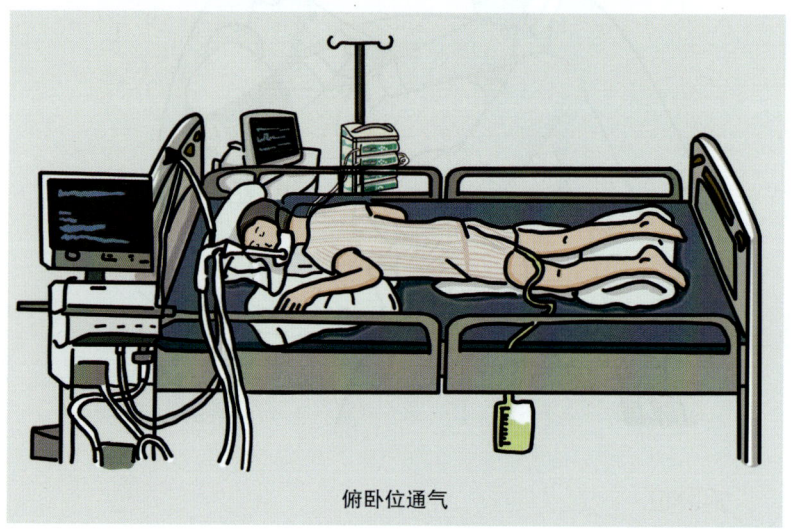

俯卧位通气

第十九节　如何进行口腔护理？

ICU 护士需要对每位患者一天至少进行 2 次口腔护理，特殊情况适当增加频次。什么是口腔护理？这和大家平时在家刷牙又有什么区别呢？

口腔护理简单说就是指临床工作中的"刷牙"，相对专业的说法是指对口腔里的牙、舌、腭、颊等部位的清洁和保护。与平时生活中的刷牙一样，口腔护理也可以达到改善口腔环境、预防疾病的目的，除此之外口腔护理还有观察口腔情况的作用。口腔护理实际上就是给患者每天早晚"刷牙"，由于一些禁食、高热、昏迷、鼻饲、危重、无自理能力的患者无法自行刷牙，所以需要护士进行口腔护理。

当然也不是所有的人都适合在临床中"刷牙"，口腔护理也存在禁忌证，口腔手术、口腔烧伤、癫痫发作的患者是最常见的禁忌人群。临床中常用的"牙膏"（口腔护理漱口液）应视患者具体情况进行选择。常见的"牙膏"包括生理盐水、0.02% 醋酸氯己定溶液、1%～4% 碳酸氢钠溶液、1%～3% 过氧化氢溶液、复方氯己定含漱液等。临床中，口腔护理一般应用医用口护盘、棉球擦拭。

有人可能会问，那 ICU 气管插管的患者又应该怎么"刷牙"呢？ICU 患者由于其病情危重，经常会有气管插管的患者，这类患者的口腔护理也有其特殊性，现常用冲洗结合负压吸引的方法。①冲洗结合刷洗法：操作者一手持注射器进行冲洗，另一手持负压吸引牙刷进行刷洗及吸引，先对侧后近侧（靠近操作者的一侧），依次刷洗牙齿、颊部、舌面、舌下、硬腭及气管插管表面，按需进行口鼻、气道、声门下吸引。②冲洗结合擦拭法：操作者一手持注射器进行冲洗，另一手持吸引器进行吸引，冲洗后再进行擦拭，先对侧后近侧，依次擦拭牙齿、颊部、舌面、舌下、硬腭及气管插管表面，按需进行口鼻、气道、声门下吸引。整个过程中动作轻柔、连贯，也可以达到口腔护理的目的，减少口腔内细菌滋生。

中华护理学会团体标准

成人经口气管插管机械通气患者口腔护理方式

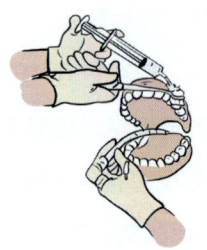
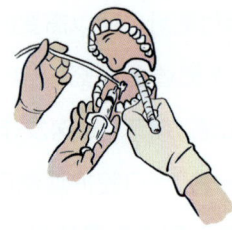

1. 冲洗结合刷洗法　　2. 冲洗结合擦拭法：冲洗　　3. 冲洗结合擦拭法：擦试

第二十节　如何进行会阴冲洗？

每天 ICU 护士都为患者进行会阴冲洗，光说名词，大家可能不知道是什么，其实通俗来讲就是"洗屁屁"，今天来介绍一下什么是会阴冲洗，以及为什么 ICU 患者要进行会阴冲洗。

会阴冲洗是一种常见的临床护理操作技术，也是 ICU 基础护理的重要组成部分。目的是去除异味，保持会阴部清洁，增加舒适感，预防和减少感染，促进伤口愈合。

那么什么样的患者需要会阴冲洗呢？常见的包括妇科或产科手术后患者、留置导尿管的患者、会阴部手术后患者、长期卧床患者。针对不同性别，会阴冲洗的范围也是不一样的，男性主要是阴囊根部至肛门之间的区域；女性主要是外生殖器与肛门之间的区域。这里特别说明一下，女性由于生理结构的原因，会阴冲洗有相对固定的顺序，临床中一般应用医用会阴冲洗盘，棉球擦拭，冲洗顺序为自上而下、由外向内、由对侧向近侧。

而针对重症患者的治疗需求，应选择适合患者的溶液。生理盐水或者高锰酸钾溶液，具有抗菌和消炎的作用，在冲洗的过程中能够减少局部的细菌或者真菌滋生，尤其是对感染炎症的患者，能够起到促进恢复的作用。使用清水，对局部能够起到清洁的作用，也可以降低局部感染炎症的发生概率。此外，可以用一些方便简便的辅助工具进行局部冲洗，如患者专用的会阴冲洗壶等。

在冲洗的过程中，医护人员需要做好局部的护理工作，轻柔操作，避免过度用力导致局部的黏膜组织损伤。

第二十一节 什么是温水擦浴?

大家都知道发热可以用物理降温的方式降温? 这是什么原理? 具体应该怎么做呢?

温水进行擦浴,可以很快将皮肤的温度通过传导发散。皮肤在接受冷刺激后,初期可使毛细血管收缩,继而扩张。擦浴时加用按摩的方式刺激血管被动扩张,可加倍促进热量的散发。体温上升期汗腺停止分泌,温水擦浴针对 38.5 ℃以下的发热/发热高峰期时效果显著。

临床实践证明应选择 38 ~ 40 ℃的温水擦浴,以不烫手为宜。首次温水擦浴体温下降的幅度在 0.2 ~ 0.6 ℃,手术吸收热应用温水擦浴完全可以达到降温目的。擦浴顺序:双上肢→背部→双下肢。腋

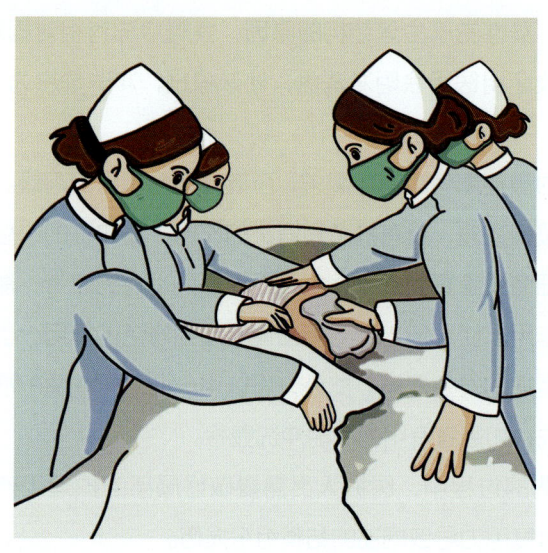

窝、肘窝、手心、腹股沟、腘窝脚心等大血管丰富处稍用力擦拭，并延长擦拭时间，促进散热效果好。每侧肢体擦拭 3 分钟，擦浴全程不要超过 20 分钟，以免患者着凉。

另外，在擦拭过程中，应观察患者全身情况，如有寒战、面色苍白、脉搏和呼吸异常，应立即停止，通知医生；中暑、高热患者可同时置冰袋于颈、腋、腹股沟等处，协助降温；禁擦胸前区、腹部、后颈，这些部位对冷刺激敏感，易引起不良反应。

第二十二节　什么是药物灌肠？

很多ICU的患者不能自主排便，影响疾病恢复。这种情况下需要我们介入灌肠，帮助患者排便。什么是灌肠？具体怎么灌肠？又是什么情况下需要灌肠呢？

灌肠是一种常见的护理治疗方法，具体就是用一根管子通过润滑从肛门经直肠插入结肠灌注液体，以达到通便排气的目的。同时灌肠有降温、催产、稀释肠内毒物、减少肠道吸收。

药物灌肠需要根据患者自身疾病情况选择溶剂，常用的有润肠通便类药物和刺激肠蠕动的药物。

润肠通便类药物：常用的有石蜡油、开塞露等。该类灌肠药物的主要工作原理是通过润滑患者肠道、软化大便等来达到灌肠效果，在我们的工作中通常选用甘油灌肠剂为患者进行灌肠。

刺激肠蠕动的药物：如乳果糖。乳果糖可以被消化道的细菌转化为有机酸，其pH就会下降，达到软化大便的效果，然后刺激肠道蠕动，保持大便通畅，在缓解便秘的同时，更重要的是可以恢复结肠的运动规律。

此外，药物灌肠疗法还可应用于肝性脑病、肾衰竭、溃疡性结肠炎、肠梗阻等疾病的治疗。例如，用白醋灌肠可以使肠道呈弱酸性，促进肠蠕动，使滞留于肠道内的病原体和各种肠源性毒物及机体代谢产物排出体外，从而有效减少氨的产生，达到降低血氨、改善中枢神

第四章　住——ICU 住院期间都干什么？

经系统功能障碍的目的，进而改善患者神志。但由于本疗法药物通过肠黏膜局部作用或吸收，所以其应用范围有一定的限制。

药物灌肠有什么好处？它有没有不良反应呢？药物灌肠是通过直肠直接灌入药物，从而被机体吸收以达到排出大便的目的，通过直肠给药，药物可直接被肠道吸收，作用迅速，可避免经过胃部，减少胃黏膜损伤，不良反应较少。但长期使用药物灌肠，肠道正常菌群被破坏，可能会引起肠道菌群失调，或者引起腹胀、腹泻，容易损伤肠黏膜，导致肛门肌肉松弛，严重者还会出现休克或昏迷。

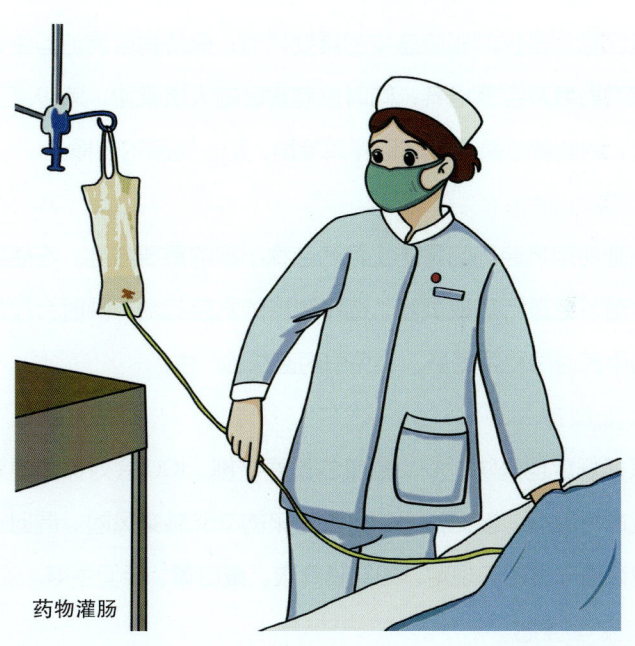

药物灌肠

第二十三节 预防感染都有哪些措施？

感染预防

感染预防是 ICU 患者管理的首要任务。为了降低感染风险，需要采取一系列预防措施，如严格执行手卫生、戴口罩、穿隔离衣等。此外，对患者进行定时的口腔护理、皮肤清洁等也是重要的感染预防措施。

病区管理

病区管理是控制医院感染的重要环节：保持病区清洁卫生，定期进行空气消毒及空气培养；同时控制病区的人员流动，减少交叉感染的风险；对特殊感染患者采取隔离措施，防止病菌的传播。

抗菌药物

合理使用抗菌药物是防止耐药菌株出现的重要措施。在使用抗菌药物之前，会进行药敏试验，选择敏感的抗菌药物；同时会控制抗菌药物的用药时间和用药量，避免耐药菌株的产生。

探视规定

探视规定也是防止交叉感染的重要措施。ICU 会对探视时间和探视人数进行限制，以免过多的人流带来的交叉感染风险。同时，探视者也应该遵守医院的规定，如穿隔离衣、戴口罩、手卫生等。

监控与评估

监控与评估是防止医院感染的重要手段。ICU 会定期对病房进行

第四章　住——ICU住院期间都干什么？

空气质量检测、表面卫生检测和微生物培养等，以便及时发现并解决潜在的感染源。同时，ICU护理人员会对患者进行体温、白细胞计数等指标的监测，以便及时发现并处理感染症状。

医护及医辅人员培训

医护及医辅人员培训也是防止医院感染的重要措施。对医护人员及医辅人员定期进行医院感染知识和技能的培训，如手卫生、穿脱隔离衣、隔离技术、呼吸机使用培训等。通过培训，可以提高医护人员和医辅人员的操作技能和防控意识，降低医院感染的风险。

第二十四节 什么是超级细菌？

导致各种感染性疾病的病原体包括细菌、病毒、真菌、寄生虫。在ICU，致病的最主要的病原体是各种细菌，包括革兰阴性菌和革兰阳性菌，它们可导致人体罹患肺炎、肠炎、胆囊炎、尿路感染等。现在，常常听到有人说起超级细菌，这到底是一种什么样的细菌？是如何产生的？对我们住院的患者有什么影响？我们做什么能避免超级细菌的感染？如何治疗超级细菌感染呢？

超级细菌是什么？

超级细菌泛指临床上出现的多种耐药性细菌，它的准确称呼应该是"多重耐药性细菌"，包括革兰阴性菌和革兰阳性菌，它们是从我们的痰液、尿液和各种引流液中培养出来的，它们对绝大多数抗生素均不敏感，有强大的抵抗性，患者感染后没有有效的抗生素来对抗和治疗，感染很难控制，进而导致患者病情恶化甚至死亡。这在以前是很少出现的，但现在它们越来越多地被发现。科学家表示，超级细菌实际上是因为细菌产生了抗药基因，能够编码一种酶，这种酶能够分解绝大多数现有的抗生素，从而使细菌具有强大的抗药性。该基因还可能转移至其他种类的病菌并互相传递蔓延，产生更多的超级细菌，给临床工作带来很大挑战。

第四章 住——ICU住院期间都干什么？

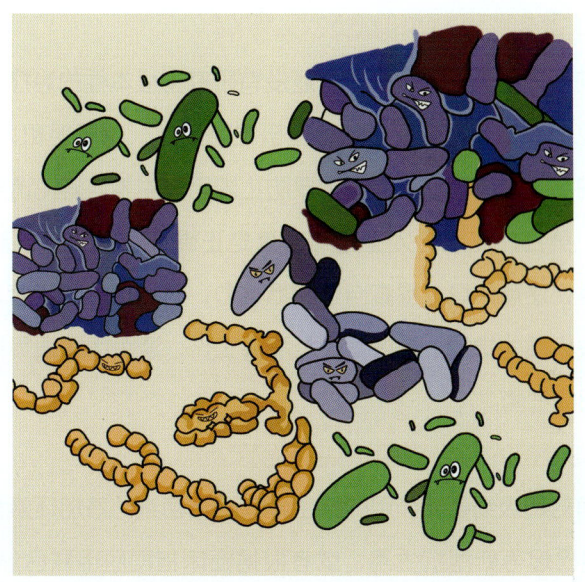

超级细菌的种类有哪些？

耐甲氧西林金黄色葡萄球菌、万古霉素耐药肠球菌、耐多药肺炎链球菌等属于革兰阳性球菌；多重耐药鲍曼不动杆菌、多重耐药铜绿假单胞菌以及耐碳青霉烯类肺炎克雷伯菌等属于革兰阴性杆菌。它们都属于我们所说的超级细菌。

超级细菌产生的原因有哪些？

基因突变是产生超级细菌的根本原因，滥用抗生素是产生超级细菌的第二原因，其他还有消毒、手卫生和环境因素等，这些综合原因导致了医院中越来越多超级细菌的出现。

如何避免感染超级细菌？

目前对于超级细菌，医学界还没有研究出根本性的治疗方法。第一，研发新型抗生素迫在眉睫，但研发需要很长的周期和大量资金。第二，在临床治疗和日常生活中要防止滥用抗生素，避免诱导出耐药的细菌。第三，注意个人卫生（尤其是正确洗手），加强身体锻炼，合理膳食，注意休息，提高自身的抵抗力；对发现的耐药菌，要听从医院有关人员的指导，做好消毒、隔离工作，避免因探视等情况而感染这些超级细菌。

感染可怕的超级细菌该如何治疗？

目前对超级细菌起作用的抗生素有多黏菌素、替加环素和头孢他啶/他唑巴坦等新型抗生素，或者根据临床指南应用联合治疗方案。欧洲或者北美的感染或者危重症相关学会每年都会提出有针对性的治疗指南，给临床医生一些治疗上的建议，我国也会针对这些耐药细菌的发病和分布情况提出治疗方案和治疗指南。

第二十五节　氯己定湿巾怎么使用？

为什么要选用氯己定湿巾为 ICU 患者擦拭？

重症患者病情危重，疾病种类多，留置导管多，长期卧床，免疫力低下，加之抗生素使用种类多，他们很容易被多重耐药菌侵犯。有研究表明，氯己定可以有效抑制多种耐药菌的活性，所以氯己定湿巾在国内外都得到了广泛的应用。

氯己定对哪种病菌有效？

革兰阴性杆菌如常见的鲍曼不动杆菌、铜绿假单胞菌等，可引发呼吸衰竭、败血症等，革兰阳性球菌如常见的葡萄球菌、链球菌等，感染皮肤通常会造成皮肤的红肿热痛，感染肠道会引起恶心、呕吐等。

氯己定湿巾的使用频次

皮肤是人体对抗外来病菌的第一道防线，完整的皮肤是一个天然的屏障，可避免微生物的入侵，保护机体。无特殊过敏反应（如皮肤瘙痒、红斑、肿胀等）的患者，建议每天使用。

氯己定湿巾的有效使用浓度

临床上常用浓度为 2% 的氯己定湿巾进行擦浴。

氯己定湿巾使用注意事项

擦拭时避开有开放伤口处，对氯己定成分过敏者，仅限于外用，不得用于眼、耳、口、鼻及外阴等黏膜处，应按说明书使用，不宜过

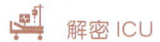 解密 ICU

量使用。

氯己定湿巾与酒精消毒湿巾哪个更好呢？

氯己定的水溶性较好，对皮肤刺激性较小，灭菌能力较强，可广谱抗菌。酒精湿巾灭菌能力较小，对皮肤刺激性较大。

可以只用一片氯己定湿巾擦拭全身吗？

不可以，每片湿巾只可单次使用，避免交叉感染。

哪种患者适合用氯己定湿巾擦拭？

产褥期患者、围手术期患者、ICU 患者及长期卧床者。

氯己定湿巾擦拭部位及顺序

第一片，颈部，双肩，胸部；第二片，双臂，双手，腋下；第三片，腹部及腹股沟；第四片，右下肢；第五片，左下肢；第六片，背部及臀部。

使用氯己定湿巾擦拭后需要用清水冲洗干净吗？

不需要，冲洗会导致氯己定残留浓度降低，减弱灭菌作用。

第二十六节　皮肤保护用品都有哪些？

大家可能会认为，皮肤问题相较于患者的疾病来说是微不足道、不值一提的，我们经常会听到这样的声音："我们是来看病的，不是来治皮肤的！"相信这是很多人的想法，但是您知道吗？皮肤问题处理不当是会要命的。

并且我们首先要明确一个理念，即皮肤问题永远都是预防大于治疗。所以，每当我们拨通家属的电话跟家属沟通购买皮肤保护用品时，请家属一定要高度重视。下面我们就来说说常见的几种皮肤保护用品。

烧伤膏：使用该药并不是因为患者被烧烫伤了。用药主要是因为疾病原因、调整鼻饲营养液或是调整抗生素等，这些时候很多人都会出现肠道菌群失调进而引发腹泻、局部皮肤剥脱。烧伤膏的主要成分有芝麻油，薄薄涂上一层，有效时间是12小时，为患者的皮肤建立一个很好的保护屏障，大大降低了皮肤受损的风险。需要提醒的是，芝麻过敏人群就不要用了。

液体敷料：这是一种新型敷料。年龄或疾病原因如感染高热、留置管路需要固定等多种因素，均会导致患者出现或即将出现一些皮肤问题。在患者皮肤上均匀喷洒液体敷料，就会在皮肤表面形成一层保护膜，有效避免皮肤问题的发生。

泡沫敷料：压疮大家应该很熟悉，别名褥疮，现在叫压力性损伤。很多家属都会问："我们的亲人不会有压疮吧？"这个问题问到点上了，我们除会根据患者的病情制订翻身计划外，泡沫敷料的应用也是必不可少的，尤其是对一些体态消瘦、骨隆突较明显的患者而言，它可以有效减压，很大限度地防止压力性损伤的发生。

当然，我们现在也会经常遇到入院时带入压力性损伤的患者，我们也会积极给予治疗，所用皮肤保护用品包括吸收渗液的藻酸盐敷料、抗感染的银离子敷料、去除压力性损伤腐肉的清创胶等。无论哪种皮肤保护用品，我们都会根据患者的自身情况合理使用，防止压力性损伤的发生及发展。

第二十七节　家属都需要签哪些字？

当患者进入 ICU 后，临床医生就会拿着一大沓签字单找家属签字。家属往往很疑惑，在签字时难免会心存疑问：为什么要签那么多的字？是不是医院想推卸责任？

当然不是！我国目前的医疗行为不断得以规范，医务工作者对患者的诊疗过程必须依法依规，知情同意的告知和相关文书的签署是日常医疗行为，尤其是急危重症患者救治工作中必备的部分，主要包括以下内容。

第一类是国家和 / 或当地有关部门规定需要签署的同意书，如拒收红包同意书、医保告知书等。

第二类是向家属及时告知患者进入 ICU 后的病情通知书，最典型的就是病重通知书和病危通知书。

第三类是针对患者进入 ICU 后需要立即开展的常见抢救操作同意书。由于一些抢救性、侵入性操作存在一定的风险，如气管插管、建立中心静脉通道、动脉穿刺置管、紧急输血等，这些都需要充分告知家属以征得家属的同意和理解。有些一开始就要签，避免风险发生时来不及告知。

第四类是进入 ICU 的重要事宜告知同意书，如入 ICU 要遵守的规则、很多要注意的事项，包括购买东西、ICU 探视制度、自费项目同意书、患者肠内营养事宜同意书等。这些内容十分重要，如果家属不同意，就会影响患者在 ICU 的救治。

第五类是涉及接受护理操作的同意书，如留置尿管、留置胃管、约束性保护等，患者在刚入 ICU 时就会面临这些操作，而这些操作均需要家属的签字授权。护理方面，患者的皮肤情况，ICU 护士会详细告知家属，家属知情后也需要签字。

以上是患者入住 ICU 时需要完善的常规签字内容，在救治过程中，医生还会根据患者具体的病情提出专项同意书，如输血同意书、ECMO 支持同意书、主动脉球囊反搏支持同意书、PiCCO 监测同意书、胸腔闭式引流同意书、气管切开同意书、外送检查知情同意书、转运风险告知书等。所以患者进入 ICU 后，其家属要签很多字，家属不签字就会影响患者救治。医生也能通过家属签字与否知道家属的意向，并非推卸责任。

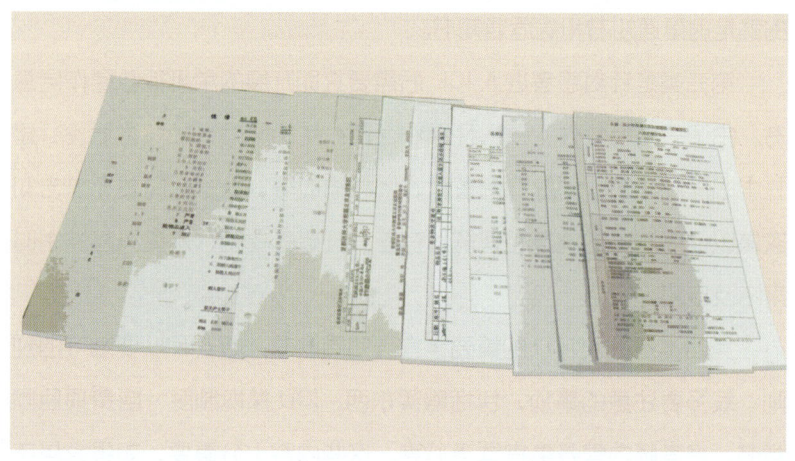

第二十八节 家属需要准备哪些物品？

患者入住 ICU 时，家属需要准备什么东西呢？

洗漱用品：ICU 设置护理员，护理员会每日为患者洗脸擦身，所以家属需要准备塑料脸盆 2 个、毛巾 2 条。患者自理能力好，需准备漱口杯 1 个、牙刷 1 支、牙膏 1 支，护士或护理员会协助患者刷牙漱口。还可准备免冲洗浴液、免冲洗洗发水、梳子，患者病情平稳，情况允许的话，护理员可为患者简单清洗头发。男性患者可准备刮胡刀。天气干燥时，家属可为患者准备润肤油或者身体乳、润唇膏。

卫生用品：卫生纸，最好是比较柔软的抽纸，患者自己抽取比较方便；大包润肤湿纸巾，患者皮肤情况特殊，便后用湿巾清洁肛周对患者皮肤较好；无须留置导尿管又因病情无法下地小便者，家属需要为其准备尿壶、便盆；可以进餐饮水的患者，家属需为其准备微波炉饭盒、勺子、筷子、水杯或一次性纸杯。患者的饮食由医生根据病情决定，自带的食物需经医护人员同意方可食用。

其他特殊物品：因病情导致躁动，无法配合治疗时，为了保证患者安全并使其及时得到有效的治疗护理，家属需要为其准备一副约束带，注意一副为两只，必要时准备防脱管手套。需要为腹部手术后的患者准备腹带，为胸部手术后的患者准备胸带，以利于患者术后恢复。根据患者情况，家属可为患者准备软枕若干，以增加患者的舒适度。ICU 环境特殊，家属可为患者准备医用卫生湿巾，预防多重耐药菌的感染。若患者已经感染多种耐药菌，则必须准备医用卫生湿巾，护理员每周一、周三、周五会为患者进行全身湿巾擦拭。

特别提醒：贵重物品不能带入 ICU，请家属自行保管。为保护患者隐私，通信设备及有上网卡的电子产品也不可带入 ICU，电子通信设备亦会干扰 ICU 仪器的正常运转及使用。有活动牙齿或假牙者请告知当班医务人员。转入 ICU 患者病情危重，多存在长期卧床、生命体征不稳、制动、营养不良等情况，易出现皮肤问题。为了保护患者的皮肤，医务人员会酌情使用相应的敷料贴敷以减少损伤（如自粘性软聚硅酮泡沫敷料等），预防使用时，此敷料为自费项目，家属也可自行购买。

第二十九节　患者需要在 ICU 住多久？

有些患者到 ICU 只是过渡一下，第二天可能就转至普通病房，比如一些外科手术后的患者，自主呼吸良好，可以撤除呼吸机，生命体征平稳，手术次日就能转到普通病房，家属需要准备患者在普通病房要用的生活用品。但有些患者，病情很重，可能 1～2 周甚至更长时间都无法转出。还有一种情况，就是患者已无治疗希望，家属需要临终关怀，可以为患者办理自动出院。

ICU 通常是为那些需要密切监护和特殊医疗护理的患者提供服务的。一般患者住 ICU 的时间会因个体情况和疾病严重程度而有所不同。可能影响患者在 ICU 停留时间的因素包括以下几个方面。

疾病类型和严重程度：ICU 患者的转出时间一般根据疾病严重程度与疾病发展情况而定。某些情况可能需要更长时间的 ICU 治疗，如重度创伤、心脏手术后的康复期、重症感染等。有些患者待生命体征平稳，原发病得到纠正或者好转之后，就可以转出 ICU 了。

治疗反应和进展：患者对治疗的反应及病情的进展程度将影响患者在 ICU 的住院时间。如果患者对治疗积极响应并出现改善趋势，可能会缩短在 ICU 的住院时间。

并发症和合并症：患者是否发生额外的并发症或合并症，如呼吸衰竭、器官功能衰竭、感染等，这些都可能延长患者在 ICU 的住院时间。

医疗资源和床位供应：ICU 床位的紧张情况、医疗资源的可利用性也可能影响患者在 ICU 的住院时间。

患者的整体状态和恢复能力：患者的整体身体状况、免疫力、年龄等因素也会对其在 ICU 的住院时间产生影响。

总体而言，一般患者在 ICU 的住院时间可能从几天到几周不等。这是由 ICU 患者的疾病复杂性决定的，并不以患者和家属表面看到的情况为准。医生和护士将根据患者的具体情况进行评估和决策，以确保患者得到准确的治疗和监护，并尽早安全地转移到其他病房或康复环境中。

第三十节 怎样了解患者病情？

很多家属看见家里人被推进 ICU 了可能会无所适从，坐立难安，甚至在医生、护士与自己沟通完病情以后还是不知道该在哪待着，不知道下一步要做什么，不知道怎么联系患者，不知道想了解病情的时候应该找谁。

患者在入住 ICU 时，医生会向患者家属讲解患者可能会发生的相关并发症及相应的治疗方法，家属签署相应的文件后，主管护士会向患者家属介绍医院各项制度和 ICU 的制度及探视规则，护士会将患者所需要的生活用品及患者当前的皮肤情况，特殊患者（消瘦、营养不良、低蛋白血症等）皮肤后续可能会发展的程度，向家属交代并让家属签字。

家属如何能及时获取患者后续最新的病情呢？

以北京友谊医院为例，关注"北京友谊医院"微信公众号，绑定患者的信息后，在"综合查询"的"报告查询"中，就可以实时看到患者的化验结果及云影像。

线上探视：为了避免患者交叉感染等情况发生，ICU 的探视时间是每周二、周四、周六 15：00—17：00，采用腾讯会议线上探视的方式，每位患者的探视时间是 5～10 分钟，探视前主管护士会联系家属做好探视准备，线上探视每次可同时有多名家属。

因为 ICU 患者病情较重且疾病可能涉及多个科室，所以在患者术后交代病情时可能有多个科室的医生同时在场，故交代病情时间可能较普通病房长，希望家属可以耐心等待。

患者有任何病情变化，医生会随时电话联系家属，家属不用一直在 ICU 门口等待。危重患者需要外出检查时，医生会通知家属签字及陪同检查，家属要保持电话通畅。

第三十一节　住 ICU 需要多少费用？

在普通大众心里，ICU 最具代表性的就是其高昂的费用。住 ICU 一天得好几万吧？我得准备多少钱合适啊？医保怎么报销呢？很多不了解 ICU 的患者及家属都会有这样的困惑与担忧。

ICU 的费用由国家医疗保障局制定，具体的费用结构和支付方式可能因医院、地区和保险计划而异。在我国，公立医院通常执行政府指导下的医保费用结算规定，而私立医院则可以自行制定费用标准。

在 ICU 住院期间，通常会有单独的费用项目，如住院费、手术费、药品费、检查费和治疗费等。以北京 ICU 床位为例，北京 ICU 床位与普通病房相差几十元。外界说的住 ICU 一天花一万，也不是没有这样的情况，但是这都是根据患者的病情而定的。比如病情更为危重的患者，需要使用呼吸机、血滤机等第二类/第三类医疗器械维持生命，需要进行动脉血压监测、血流动力学监测等，这些会增加花费。除此以外，像病情相对较轻的患者，如只需要进行监护和吸氧，监护费用加上床位费的总花费低很多。

总体来说，病情重、使用的仪器和药物多，花费就会偏高，具体费用根据患者病情而定。医生在跟家属交代病情的时候，会提前让家属准备押金，让家属有个心理预期，知道大概要准备多少费用。ICU 住院费用是可以医保报销的，根据不同的医保政策和地区，报销比例和限制会有所不同。

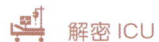 解密 ICU

第三十二节　患者有事怎么和医生说？

医护人员不在床旁时，患者如何及时联系上医护人员？

在 ICU 中，每个责任护士主管 2～3 个重症患者。我们经常会在 ICU 中听到这样的宣教："您好，我是您的主管护士，负责您和其他两个患者的护理工作，当我不在您身边您需要联系我时，可以使用呼叫器呼叫我，我会及时赶来您的身边。"每个患者床旁都配有电子呼叫器，护士会把电子呼叫器放在患者触手可及的地方，并且会告知患者使用方法。当需要联系护士，恰好护士不在床旁时，患者可按下电子呼叫器，电子呼叫器在被按下的同时会在护士站的屏幕上显示床号及会播放相应的呼叫铃声，病房的所有医护人员都会应答并且会及时到达患者身边。

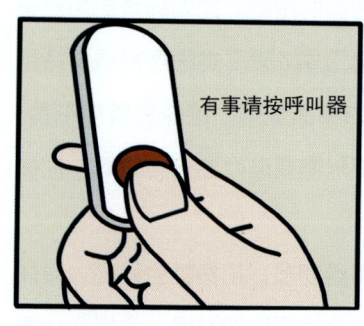
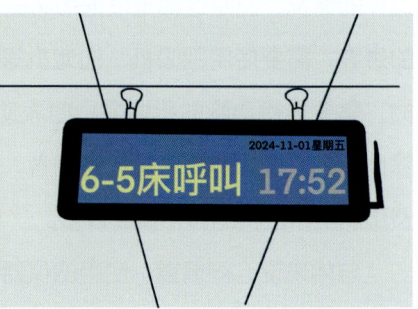

使用呼吸机的患者或者无法语言沟通的患者，怎么与医护人员沟通？

有些术后回 ICU 的患者，因为手术原因，带着气管插管/气管切

第四章　住——ICU住院期间都干什么？

开管无法说话，这种情况下医护人员在与患者沟通的时候，通常与患者通过简单的动作进行沟通，常用的动作有眨眼（肯定）、摇头（否定）。患者不能表达时还可以用手指表情转盘来与医护人员沟通。这样简单明确的表达极大方便了医务人员与患者之间的交流与沟通。

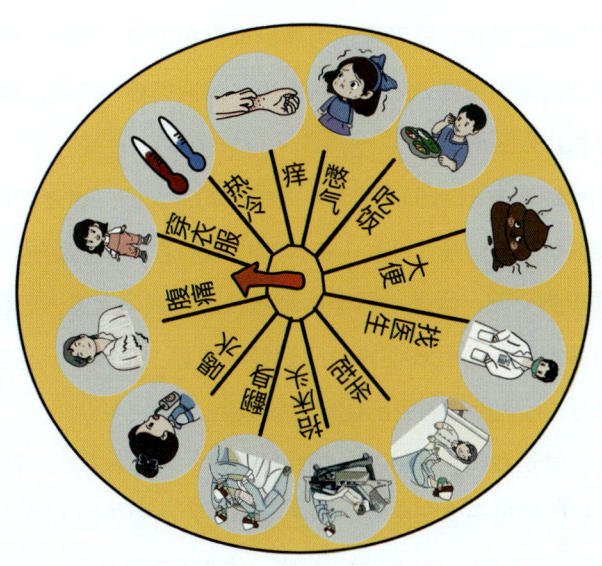

如果遇到较复杂的问题，医护人员会选择手写问题的方法来让患者表达自己的意愿，护士会给患者提供专用写字板，协助患者写出具体问题，从而取得良好的沟通效果。

总之，医护人员十分关注患者的想法，会及时帮助患者解决困难。患者的各种诉求，医护人员都会尽力完成，排除患者的困扰，使患者有更多的精力去对抗疾病，帮助患者恢复健康。

第三十三节　医生说的意识障碍是什么？

意识障碍是一种症状而非疾病。很多疾病都可能会出现意识障碍的症状。意识障碍主要分为觉醒度下降和意识内容改变。前者表现为嗜睡、昏睡甚至昏迷。后者表现为意识模糊和谵妄。除此之外还有一些特殊类型的意识障碍，如植物状态等。意识模糊、谵妄、嗜睡、昏睡、昏迷有什么区别？

意识模糊是意识混浊的状态，很像我们常说的"迷迷糊糊"。患者处于睡眠状态，但经过呼唤、推揉或疼痛刺激可以被唤醒。醒后可以进行简短的交流，但是一旦停止刺激，患者会马上进入睡眠状态。有部分患者被唤醒后会表现为反应迟钝、注意力不集中、理解困难、表情淡漠等，还有的患者会出现幻觉或错觉。

谵妄也就是我们常说的 ICU 综合征，是一种起病急、病情波动明显的综合征，常见于老年患者。患者会表现为认知功能下降、日夜颠倒、坐立不安、焦虑、激动、神志恍惚、注意力不能集中、对周围事物和环境分辨模糊。一般昼轻夜重，白天还能对答如流，到了晚上就会出现对时间和人物的认知或记忆障碍，对最近发生的事难以记忆。感知障碍最为常见，很多患者会出现感觉异常敏感、错觉和幻觉，从而产生错误的认知判断，在 ICU 中会表现为躁动、恐惧、焦虑甚至愤怒。比如有的谵妄患者会认为护士给他打针是在害他，从而大吵大闹，呼喊救命等。这类患者好转后对谵妄时的表现和发生的事大都会遗忘。

第四章 住——ICU 住院期间都干什么？

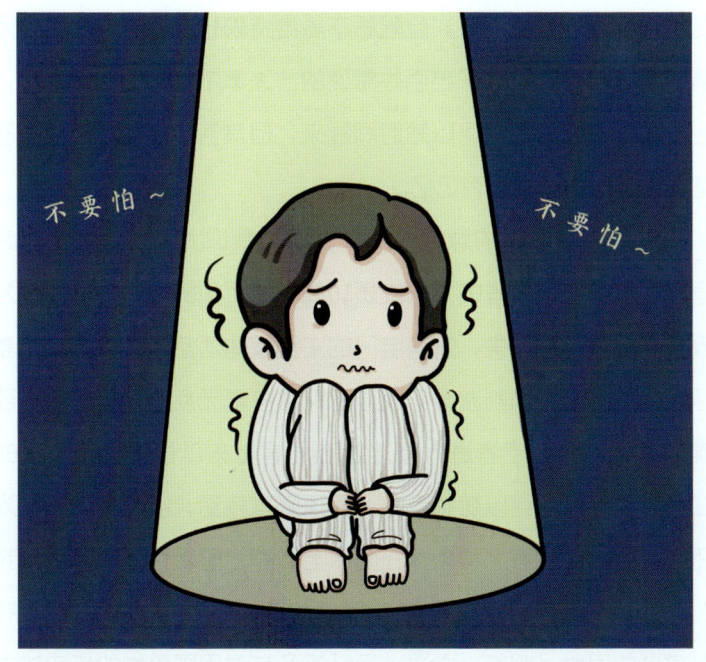

嗜睡是一种病理性的睡眠增多，能引起不可抑制的睡眠发生，也就是我们常说的"睡不醒"；是不分时间和场合地快速进入睡眠状态，而且睡眠深度增加，睡眠时间长；是一种睡眠的过度发作。最常发生在不活动或单调、重复性活动阶段。嗜睡最为明显的症状就是白天睡意过多，并且始终存在睡意。患者陷入这种持续睡眠状态后是可以被唤醒的，醒后可以正确回答问题并做出反应，一旦安静下来会继续入睡。

昏睡是比嗜睡更严重的意识障碍。一般的呼唤、推搡是不能将患者唤醒的，患者需要更强的刺激，如在耳边大声呼喊、大力拍打或较强的疼痛刺激，才能醒来。但醒后不能维持较长时间，马上又会闭上眼睛睡过去。昏睡接近于老百姓常说的"人事不省"的意识状态。虽然经过强烈刺激后患者可以短时间醒来，但其答话含糊不清或者答非所问，对自己的话语没有记忆。

昏迷是一种严重的意识障碍，表现为意识完全丧失，在临床上是危重症状。昏迷患者的大脑皮质功能发生严重障碍，可以表现为意识丧失，随意运动消失，没有自己的主动肢体活动，对外界的刺激比如呼唤、拍打、疼痛刺激等都反应迟钝或者毫无反应，但是患者还有心跳和呼吸。有的患者进入昏迷状态后看上去就像睡着了，有的患者却像醒着一样，可以随意眨眼，眼球随意转动，容易让人误解为患者还存在意识。后者这种昏迷在临床上叫作"醒状昏迷"或"睁眼昏迷"。患者好像在东瞧西看，其实患者的眼球处在无目的的漫游状态。这时患者的思维、判断、言语、记忆等及其对周围事物的反应能力都是完全丧失的，患者不能交流或做出主动反应，就是我们俗称的"植物人"。

第三十四节 意识障碍患者,家属跟他说话他知道吗?

意识障碍按照病情的不同程度可以分为很多种,其中意识模糊、谵妄、嗜睡、昏睡等意识障碍较轻的患者是可以听到家属的声音的。处于这些意识状态的患者时而可以醒过来,时而昏昏沉沉睡着。护士会经常和患者说话、呼唤患者,也会请家属录制好家人呼唤患者、鼓励患者坚持治疗的话语,以及播放患者喜欢的音乐等,从而刺激患者的意识恢复。

但是患者进入深度昏迷后,大脑意识完全丧失,是对外界刺激没有反应的。这个时候,家属和患者说话,患者是听不到的。当然,世界各地也有很多昏迷多年的患者被家人唤醒的报道。所以,护士也会在做每项操作时如同对待清醒的患者一样,和患者说话,刺激患者的听觉神经。可能患者正处在较深的昏迷状态,但是家属仍然可以呼唤患者的姓名,经常和患者说说话,就好像他只是在睡觉,用亲人的话语、迷人的音乐来试着创造奇迹。

第三十五节　什么是危急值？

大家知道什么是危急值吗？它代表了什么意义呢？

危急值（panic value）指患者某项指标超出正常范围，患者可能正处于生命危险的边缘。它是临床工作中常用的警示灯。

医护人员在接到化验室报告的危急值后，会立刻根据诊疗规范对患者采取相应的诊治措施，并对危急值及时进行复查。经过处理后，若复查数值恢复正常，记录在病程中；若仍未恢复正常，应继续处理直至恢复正常。

临床中常见的危急值报告项目包括血红蛋白、血小板、白细胞计数、钠、葡萄糖、肌酸激酶等，报告范围包括急性心肌梗死、心室颤动、蛛网膜下腔出血、主动脉破裂、主动脉夹层动脉瘤、肺栓塞、粟粒型肺结核等。

当然危急值范围也不是固定的，在危急值临床实际应用过程中，不同性质的医院有不同的危急值。根据医院自身实际情况，将开设的各种检查项目明确规定出危急值（例如，有些医疗机构也会把血培养阳性结果、脑出血等情况列为危急值范畴）。危急值的确定必须从满足医院实际需求，以患者为中心，确保医疗安全这一目的出发，但又要防止危急值定得过宽、过泛而出现危急值不危急的情况。危急值不只是临床实验室的检验结果，还是保障医疗安全的重要组成部分。

第三十六节 怎么外出做检查？

ICU 患者怎么外出做检查？过程危不危险？家属需要做什么呢？

ICU 患者病情危重且不断变化，为了使患者得到准确的治疗，监测病情变化和治疗效果，患者可能需要进行 CT、MRI 或彩超等检查，有些检查医技部门可以携带机器进入 ICU 为患者进行检查，有些检查则不行，如 CT、MRI 及一些特殊的检查。这种情况下，ICU 的医生和护士就需要带患者去有这些仪器的部门进行检查。

外出检查前，医护人员会做好充足准备，确保患者安全。首先由医生确认检查项目，开出医嘱，打印检查单；再由家属签署外出检查告知书，告知其外出检查的必要性及风险性，家属可以根据当时情况选择拒绝或接受；家属签字同意后，医护人员需提前联系检查科室，确认检查时间及地点，了解检查注意事项，备好外出检查所需的急救药品及物品，并告知家属检查时间及地点，并留陪同检查的家属。

当然，外出检查前，医护人员需要确保患者生命体征平稳，各管路通畅且固定良好，以免牵拉导致脱管发生；备好患者所需的生命支持设备及药物，如便携式监护仪、移动呼吸机、氧气瓶和简易呼吸器等，以免检查途中氧气及药物不足导致意外发生；同时医生、护士会随同，途中随时观察患者的生命体征及管路，确保患者安全。

ICU 患者外出做检查都是走绿色通道，确保快速到达及返回。在检查途中及搬运患者时，确保患者生命体征平稳及管路固定良好；如有意外，对症处理；返回病房后连接好监护及吸氧装置，观察患者生命体征，连接静脉治疗管路，并做好记录。

第三十七节　怎么预防压力性损伤？

所有患者都有发生压力性损伤的风险。压力性损伤多发于长期卧床或行动不便的人群。

压疮（pressure ulcer）又称褥疮、压力性溃疡，是压力性损伤中的一种，是指身体局部皮肤长期受压，影响血液循环，导致皮肤和皮下组织营养缺乏而出现损伤、溃疡甚至坏死，好发于受压的骨骼突出部位，如骶尾骨、脚踝、足跟、臀部等。

压力性损伤本身不是原发疾病，大多是由于卧床患者未得到良好护理。压力性损伤会带来一系列危害，如增加患者痛苦、加重基础病情、延长病程，甚至可引起败血症而危及生命。那怎么预防压力性损伤呢？

定时改变体位

患者可根据实际情况，自己改变体位或者在他人的帮助下改变体位。

避免长时间受压。患者应勤翻身，翻身间隔不要超过 2 小时，翻身时可以借助翻身床单和三角垫。在翻身的同时，还要对脚跟、脚踝、手腕、手肘、臀部等骨头突出的部位进行仔细观察，这些部位是很容易发生压力性损伤的位置。而且，在翻身的时候可以给患者做按摩，刺激肌肉收缩，避免患者的肌肉萎缩或者各关节僵硬等。

避免剪切力。患者取半卧位、斜坡卧位时易出现剪切力，而剪切力是导致压力性损伤发生的重要因素，因为剪切力对组织的破坏性较大，易出现压力性损伤。翻身时，上半身和下半身需要同时移动。可一手放在患者的肩颈部，一手放在患者的臀部，帮助患者改变姿势，同时将枕头等垫在患者的颈背部。注意翻身过程中避免拉、拖、推等动作。

注意皮肤清洁

预防压力性损伤要注意皮肤清洁。首先，需要准备干净的脸盆、毛巾等物品，然后在脸盆中放入适量的温水，之后浸湿毛巾，再拧干毛巾。接着，用毛巾对患者皮肤进行清洁，特别要注意臀部、足跟等部位的清洁。清洁过后，要使用干净、柔软的干毛巾擦干皮肤。另外，要避免局部潮湿，否则易引起溃疡、感染，从而发生压力性损伤。

加强营养

患者日常要注意加强营养，可以选择清淡易消化的食物、富含维生素的食物、富含蛋白质的食物、富含膳食纤维的食物、富含钙的食物等。

1. 清淡易消化的食物：压力性损伤通常是由局部组织长期受到压迫，导致血液循环受阻而引起的。压力性损伤患者存在局部皮肤损伤，可能会食欲缺乏，此时可以选择清淡易消化的食物，如小米粥、南瓜粥、蔬菜粥等，能够补充身体所需要的营养，而且也不会加重病情。

2. 富含维生素的食物：如苹果、香蕉、猕猴桃、菠菜、芹菜等，能够补充身体所需要的维生素，有利于病情的恢复。

3. 富含蛋白质的食物：如牛奶、鸡蛋、瘦肉等，能够补充身体所需要的营养，而且还可以提高自身免疫力，对病情的恢复有帮助。

4. 富含膳食纤维的食物：患者适当吃富含膳食纤维的食物，如玉米、燕麦、芹菜等，能够促进胃肠道蠕动，有利于大便排出，而且还可以预防便秘。

5. 富含钙的食物：患者适当吃富含钙的食物，如牛奶、大豆、海带等，能够补充身体所需要的钙元素，而且还可以促进骨骼的生长或恢复，对病情的恢复有帮助。

使用气垫床

多通道的气垫床是避免压力性损伤出现的防范措施之一，因为气垫床本身就有缓解局部压力的作用。

第三十八节 出院后如何复查？

ICU 的患者是从哪里来的呢？

ICU 患者一般是医院各个科室术后需要呼吸机或血滤治疗支持者或直接就诊于急诊的危重症患者等，这些患者大多数合并多脏器功能衰竭且病情危重。

ICU 患者病情平稳后去哪里呢？

在经过 ICU 的治疗后，患者的病情趋于平稳，不需要 ICU 继续支持的术后患者会转至术前专科继续后续治疗，患者病情平稳后出院。

若患者入院时病情危重，主要诊断不明，治疗后找到了主要病因且在 ICU 度过该疾病的急性期后，专科医生来 ICU 给予专科疾病的治疗方案，患者病情平稳后转至专科科室或二级医院继续治疗。

有一些病情非常危重的患者，家属放弃治疗，医生会让家属签署自动出院同意书，此类患者会出院。

ICU 患者出院后去哪里复查呢？

若医院开设重症医学科门诊，出院的患者可以去门诊复查；若医院没有开设重症医学科门诊，出院患者则需要根据自身情况选择相应的专科去复查；转二级医院治疗的患者可到专科医院进行后续治疗。

第三十九节 在 ICU 中怎么进行中西医结合治疗？

大家可能很难把 ICU 和中医联系到一起，中医学和西医学属于不同的学科范畴，具有不同的思维体系，但在救治患者上具有相通的属性。

在现代医学领域中，中医及西医的发展规模不断扩大，中西医汇通已成为不可忽视的趋势。中西医融合能够充分发挥中医的独特优势，使其与西医相辅相成。中西医的汇通不仅能够解决许多西医无法解决的问题，也能够提高中医疗效，为患者提供更好的医疗服务。

在运用现代医学先进设备与治疗手段的同时，ICU 不断探索中西医结合、各取所长的综合救治模式。将中医注重的整体观念及防治理念与西医擅长的先进技术手段、药物治疗相结合，为患者提供更为细致的病情分析和个性化治疗方案，在抢救喘证、厥证、中风危重症（中脏腑）、严重创伤、发热等疾病中，积累了丰富的中西医临床诊疗经验。例如在 ICU 中，持续使用机械通气的患者，常伴有腹胀、便秘、血氧饱和度降低、呼吸急促等症状，中医师通过辨证施治能够解决高热、腹胀、便秘、胸闷、气喘和出大汗等症状。患者胃肠通了，四肢暖了，血氧饱和度会往上走，心率也会降下来。

中西医并重的未来发展将成为医学界的重要课题。中西医的优势互补有助于提高医疗质量和患者满意度。唯有不断加强研究与推进，解决中西医结合过程中的问题，中西医才能真正实现汇通、结合，并重发展。相信在不久的将来，中西医结合会在世界范围内得到更广泛的应用，为人类健康事业做出更大的贡献。

第四十节 什么是 ICU 后综合征？

美国重症医学会将危重症患者转出 ICU 后，在认知、心理和生理方面新出现或加重的一系列功能障碍称为 ICU 后综合征。

临床表现

1. 躯体障碍：ICU 获得性衰弱（ICU-AW）、失用性肌萎缩、日常活动不能自理、睡眠剥夺。

2. 认知障碍：发病率最高，ICU 住院期间谵妄，出院后记忆力减退、注意力不集中、执行功能障碍、思维处理速度降低、视觉空间能力受损等。

3. 心理障碍：ICU 转出患者创伤后应激障碍（PTSD）、焦虑、抑郁。

危险因素

1. 疾病因素：包括慢性病史和 ICU 期间疾病（持续炎症反应、器官功能衰竭、低氧血症等）。

2. 临床治疗因素：①药物因素，如麻醉、镇静、镇痛、全身糖皮质激素的使用；②长期卧床、机械通气、频繁的护理操作、噪声。

3. 人口社会学因素：年龄、性别、经济水平、受教育水平、人物性格。

预防措施

现在随着医学人文的不断发展与进步，大家对 ICU 后综合征的认识不断提高，越来越多的医护人员致力于改善和降低 ICU 后综合征的发生率。

通常可以总结为 ABCDEF 集束化措施。

A：评估、预防和管理疼痛；

B：自主唤醒试验和自主呼吸试验；

C：镇痛药的选择和镇静剂；

D：谵妄的评估、预防和管理；

E：早期活动和锻炼；

F：家庭参与和赋权。

将物理治疗师和职业治疗师整合到 ICU 环境中的早期活动计划，对重症患者进行早期心理干预；将心理学家纳入危重护理团队，为患者和家属提供支持、咨询和压力管理教育。

此外，就是 ICU 日记在临床中的应用。ICU 日记是医护人员和患者亲属为患者写的疾病叙述。ICU 日记有利于患者重建他们在 ICU 的故事，帮助他们了解病情的严重性，填补记忆的空白，并且可以作为一种工具来为患者和家属提供心理支持。

医护人员会尽力改善 ICU 环境，确保患者拥有良好的营养状况和睡眠质量。

第四十一节　什么是临终关怀与安宁疗护？

"生如夏花之绚烂，死如秋叶之静美"，出自印度诗人泰戈尔所作的《飞鸟集》，意味着一切都平静自然地进行。人生就是走过人间，去往终点。

临终关怀和安宁疗护是指为疾病终末期或老年患者在临终前提供身体、心理、精神等方面的照料和人文关怀等服务，提高生命质量，帮助患者舒适、安详、有尊严地离世。

面对生命的最后时刻，痛苦与灰暗是否是唯一的答案？

面对生命的最后时刻，我们应该：运用临床专业缓和医疗；定制照护服务；为患者提供疼痛管理、营养管理及医疗护理服务；为患者及家属提供身心全面干预；对患者及家属进行心理疏导，开展家庭会议，对全家进行全程照护。

以生命呵护生命，以生命影响生命，帮助服务对象生命末期身心安适，亲友无憾。用爱心、耐心、细心给生命带来不一样的光与亮，为生命书写有温度的结局。

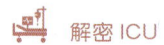 解密 ICU

第四十二节 什么是器官捐献？

器官捐献是当一个人不幸去世时，根据本人和亲属的意愿，将其功能良好的器官或组织，以自愿、无偿的方式，捐献给器官功能衰竭急需器官移植的患者，使其能够延续生命，并改善生活质量的公益性行为。

器官捐献的范围包括细胞捐献、组织捐献和器官捐献。我国是器官捐献与移植大国，器官捐献移植总量大，呈现供不应求的现象。但公民自愿捐献是目前我国器官捐献的唯一合法途径。报名登记人体器官捐献有以下三种方式。

1. 微信登记：通过公众号"中国人体器官捐献"中的"志愿登记"进行登记。

2. 网站登记：登录中国人体器官捐献管理中心官方网站（www.codac.org.cn）进行登记。

3. 现场登记：前往当地红十字会器官捐献管理机构或登记站书面登记。

但是很多人会有所顾虑：签署捐献志愿登记表后，若遇上意外，医护人员会放弃救治吗？答案当然是否定的！拯救生命是每个医护人员的天职。器官捐献只有在抢救无效、生命无法逆转，患者被医生证实死亡后才会进行，绝对不会影响到应有的医疗服务。公民逝世后启动捐献程序，人体器官捐献协调员会与捐献者直系亲属书面确定捐献意向，器官获取手术过程中，医生将在人体器官捐献协调员的见证下严格按照捐献意愿获取捐献器官，捐献者去世后因器官捐献而产生的费用，均无须家属承担。

　　根据国际惯例及我国现行政策，在捐献者和接受者之间采用双方互不知晓信息的"双盲原则"。医护人员不会透露双方姓名和个人资料，以免给当事人带来不必要的困扰，即使进行相关宣传，也要征得家属同意。如果捐献者家属或接受者需要，并经双方同意，相关工作人员会告知捐献者家属有关器官接受者移植手术后的进展，并且可担任"捐"与"受"双方的联系人，传递关怀。

　　为鼓励公民逝世后捐献器官，同一分配层级内符合以下条件的移植等待者，在排序时将获得优先权：公民逝世后器官捐献者的直系亲属、配偶、三代以内旁系血亲；登记成为中国人体器官捐献志愿者 3 年以上。

　　当启动器官捐献程序后，无论本人生前是否是捐献志愿登记者，都要以书面形式征求家属意见。直系亲属（父母、配偶、成年子女）在"人体器官捐献确认登记表"上共同签字确认，或委托代表签字确认，经过专家按照严格的死亡判定标准及程序做出死亡判定，在人体器官捐献协调员的见证下，医生才可以实施器官获取手术，获取的器官由人体器官分配与共享系统分配给器官功能衰竭患者进行移植，最后医生会仔细缝合并恢复捐献者遗体原貌，在场全体人员默哀，缅怀捐献者。

　　生命是短暂的，但爱是永恒的。捐献器官，让爱继续传递，生命得以延续，给这个世界带来更多的温暖和希望，生命之花在爱的奉献中绽放。

第五章
行——ICU 患者如何活动?

第一节　什么是 ICU 获得性衰弱？

大家平时生病会觉得浑身乏力，只想躺着，但长时间躺着乏力的感觉并没有消失，甚至有种越躺越累的感觉。ICU 的患者由于病情危重，需要长期卧床，很多患者会觉得体力大不如前，这时候一定要警惕 ICU 获得性衰弱的发生。什么是 ICU 获得性衰弱呢？

ICU 获得性衰弱是危重症患者常见的获得性神经肌肉功能障碍，据文献报道，在 ICU 患者中该病发病率为 25%～100%，是在 ICU 中较为严重的并发症之一。目前 ICU 获得性衰弱尚无有效的治疗方法，关键在于早期预防。

ICU 获得性衰弱的具体表现是什么呢？它的特征是对称性的四肢无力。对神志清楚可配合的患者进行床边检查时，可首先发现患者四肢肌力对称性下降，肢体近端肌肉（如肩部和髋部）最明显，还会累及呼吸肌，这种情况大多发生于机械通气的患者，而面部肌和眼外肌较少累及，最后发展到四肢瘫痪。临床表现为脱机困难、轻瘫或四肢瘫、反射减少和肌萎缩。最终导致患者呼吸机脱机时间延长，ICU 住院时间延长，感染、炎症控制时间延长，以及器官功能恢复时间延长。

现在在临床中特别重视 ICU 获得性衰弱的防治，医生、护士、物理治疗师、康复师、呼吸治疗师不断探索多学科团队合作，积极治疗患者原发病，控制血糖，进行营养支持及早期肢体活动，从而预防

ICU 获得性衰弱的发生。

在 ICU 住院期间,因病情需要使用镇静药物睡觉的时候,也许正在做美梦,医生会来进行叫醒服务,目的就是让患者间断清醒。机械通气患者早期采取镇静、镇痛措施,无法自主运动,医护人员会为患者进行床上被动肢体活动和全关节运动。对严重感染的患者或器官功能障碍患者,康复科医生会用专业的仪器促进其肌肉活动,还可通过经皮电刺激进行早期干预。

护士会配合康复科医生为患者进行床上被动活动,如"八步操",以活动四肢。双上肢:①指→②腕→③肘→④肩;双下肢:①趾→②踝→③膝→④髋。其他活动方法还有床上足背及踝泵运动,以及相关器械的辅助锻炼。当患者有一定的生活自理能力时,护士会帮助患者进行日常生活训练,如刷牙、穿衣、床边站立等。患者运动过程中,护士会随时与患者沟通,了解患者的主观感受,结合患者的生命体征情况,动态调整运动方案。

第二节 早期活动都有哪些内容？

早期活动是 ICU 中受到较多关注的一项内容，是指在疾病、手术或创伤后尽早开始的一种康复治疗方法，帮助患者尽快恢复身体和心理功能，以提高生活质量和功能能力。

早期活动的重要性在于它能够最大限度地利用早期阶段的机会，促进患者的康复过程。虽然许多研究已经证明，早期干预和康复可以减少并发症的发生率、缩短住院时间，并帮助患者更好地适应病情，但是早期活动的开始时间还没有准确的定义。

ICU 早期活动包括多个方面的治疗和护理。

物理治疗：通过运动和物理手段如按摩、热敷、冷敷等来恢复肌肉和关节的功能。这有助于改善患者的活动能力、增加肌肉力量和灵活性。

言语治疗：适用于有语言障碍或吞咽困难的患者，通过语音练习、语言技巧培训和饮食调整，帮助患者重新获得语言表达和吞咽能力。

职业治疗：帮助患者重新学习日常生活技能，如自理、工作和社交能力等。职业治疗师会提供训练方法和建议，以便患者能够独立地完成各种任务。

心理治疗：提供心理支持和咨询，帮助患者应对情绪问题和压力。心理治疗可以包括个体治疗、家庭治疗或支持小组参与，能够帮助患者适应疾病或创伤的心理影响。

康复护理：提供医疗护理和监护，确保患者得到适当的照顾和康复。这可能涉及药物管理、伤口护理、日常活动协助等。

ICU 早期活动会根据患者的具体情况制订个性化的活动计划，并且由医生、物理治疗师、言语治疗师、职业治疗师、心理治疗师、康复护士等专业人员组成的多学科团队共同进行。通过综合的康复治疗措施和专业团队的协作，早期活动可以帮助患者尽快恢复身体和心理功能，进而提高患者的生活质量和功能能力。

第三节　如何进行早期活动？

ICU 中的很多患者都处于长期卧床的状态，谁说躺在床上就不能进行早期活动呢？很多时候医生和护士都会对患者说："来，咱们得多活动活动，现在我们来一起运动一会儿吧！"患者就很抵触，疑惑自己躺着怎么动啊。要知道，早期活动不仅有卧位活动，医护人员还会帮助患者开展坐位活动、站立活动及行走活动。

早期活动的重要性

对 ICU 患者来说，由于疾病和卧床的影响，容易出现肌肉萎缩、关节僵硬、压力性损伤等问题，患者的早期活动对疾病的康复和预防并发症具有重要意义。

具体来说，早期活动可以改善患者的舒适度和生活质量，增强心肺功能，减少肺部感染等并发症的发生，还可以改善患者的血液循环，促进新陈代谢，预防深静脉血栓，促进呼吸和消化系统的正常功能，减轻肌肉萎缩和关节僵硬，提高患者的肌肉力量和关节灵活性，提高身体免疫力。

进行早期活动还能促进患者与医护人员的沟通，帮助患者更好地理解和配合治疗，建立战胜疾病的信心，缓解焦虑和抑郁情绪。因此，合理的早期活动是 ICU 护理的重要组成部分，有助于提高患者的生存率和康复质量。

第五章　行——ICU 患者如何活动？

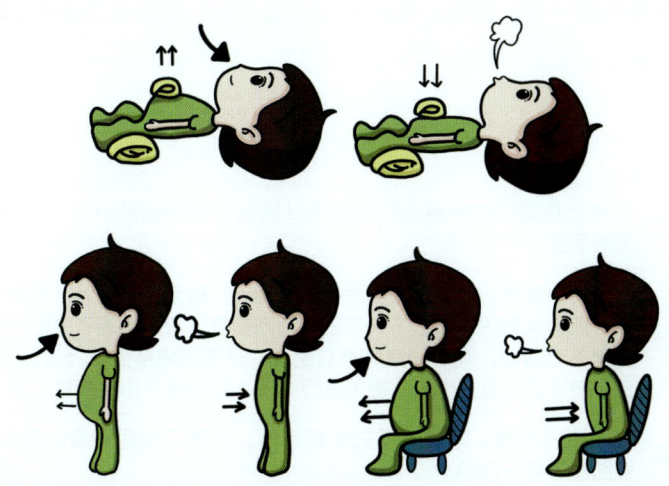

早期活动呼吸训练

不同早期活动的方法

在开始早期活动之前,医护人员会为患者进行全面评估,需要进行充分的准备工作。首先,要确保患者的生命体征稳定,无明显的心率、血压异常等情况。其次,需要准备必要的设备和工具,如床边护栏、坐垫、靠背、步行器、拐杖等。此外,医护人员会向患者及家属说明早期活动的目的、方法、注意事项等,确保患者及家属能够理解和配合。

若患者存在脊柱损伤、骨折及严重呼吸困难、心力衰竭等严重疾病,则不适合进行早期活动。

早期活动开始前,医护人员会根据患者意识状态及肌力状态判定患者适宜做被动运动还是主动运动康复锻炼,判定患者适合早期活动四级分期的哪一级。四级分期是一个逐级达标、不断恢复运动功能的过程（表 5-1）。

表 5-1 早期运动的四级分期

分级	早期运动内容
第一级	患者无意识，由康复治疗师每天 2 次对患者的四肢进行 10 次被动关节活动
第二级	患者意识恢复，能配合康复治疗师的指导。首先由康复治疗师对患者进行被动关节活动，每个关节主要方向重复 5 次。若患者能配合完成主动关节活动，则协助其取直立坐位，争取坚持至少 20 分钟。从被动关节活动至直立坐位，每天进行 2 次，且每隔 2 小时翻身 1 次
第三级	患者意识清楚，可对抗重力举起手臂。在第二级活动度的基础上，协助患者坐于床沿
第四级	患者意识清楚，可对抗重力抬腿。在第三级活动度的基础上，协助患者离床转坐于床旁椅。指导和协助患者训练离床站立、行走

1. 卧位活动：在 ICU 中，常见的卧位活动包括翻身、拍背、呼吸训练、关节被动运动等。当患者神志清楚的时候，医护人员会指导患者进行主动康复训练。不同卧位活动的方法和注意事项也不同。例如，翻身时医护人员会保持患者的安全和舒适，避免过度扭曲和压迫；拍背时会掌握力度和频率，避免给患者带来不适；关节被动运动时会根据患者的具体情况确定运动幅度和时间，避免过度疲劳和损伤。

2. 坐位活动：坐位活动的方式和强度应根据患者的具体情况来确定。一般来说，可以从短时间、小强度的坐位活动开始，逐渐增加时间和强度，以避免过度疲劳和不适感。同时，医护人员需要密切关注患者的反应和表现，及时调整活动强度和时间。坐位活动是一个循序

第五章 行——ICU 患者如何活动？

渐进的过程，可以从半卧位到床上坐位，再到床边坐起，最后过渡到轮椅坐位。

ICU 的床是可以变化各种角度的，可以抬高床头、床尾以适应患者的各种体位。例如，半卧位时，床头摇高时需要检查患者的臀部是否贴近床的抬高部分，保持其上半身呈直线，并轻微摇高床尾让患者轻微屈髋屈膝，可在患者膝盖下方垫枕头来防止患者身体下滑。

ICU 的床头可以抬高至 90°，这样患者就能直接在床上坐直，这就是床上坐位。为了增加舒适度，可以在患者后背垫一个枕头，根据患者的自身感受，下肢可以自行摆放。

当患者适应床上坐位的时候，就可以让患者在床边坐起，先扶着患者在床上坐直，然后慢慢协助患者移动到床边，双腿自然下垂，帮助患者穿上防滑拖鞋，使患者的双脚踩到地面上，有充分的支撑感，为下一步的离床活动做准备。

如何成功把患者安全地移到轮椅上呢？首先把轮椅制动停在患者床边，选择患者肢体比较有力的那一侧。患者坐起来后给予其适当的休息时间，以缓解体位改变可能造成的头晕。把床放低使患者的脚可以接触地面，医护人员站得离患者越近越好，胸部靠近患者，双手放在其身后，协助患者站起，将患者的身体转向轮椅，协助患者坐好，同时让患者伸手扶住轮椅的扶手，注意保暖及安全，必要时使用胸腹部约束带。有时医护人员也会借助一些小工具及仪器，帮助患者从床上转移到轮椅上，如多功能行走辅助腰带、滑单、移位机等。

3. 站立活动：在活动过程中，医护人员应该给予患者必要的指导和帮助，并关注患者的呼吸、心率等生理指标的变化。站立活动不仅是一种身体锻炼，也是一种心理支持。医护人员需要关注患者的情绪变化，及时给予安慰和鼓励。同时，医护人员可以通过与患者交流、播放轻松的音乐等方式，缓解患者的焦虑和紧张情绪。早期活动还可以让家属参与进来，家属的参与和支持对患者康复具有重要作用。医护人员会与家属保持密切沟通，向其介绍患者的病情和治疗方案，并鼓励家属积极参与患者的康复过程，家属的陪伴和关爱能够帮助患者树立信心，促进其康复。

4. 行走活动：在行走活动中，医护人员会协助患者保持平衡，并且会采用辅助步行器帮助患者行走，指导患者采用正确的行走姿势和呼吸方式，避免过度疲劳和不适感。同时，需要密切关注患者的反应和表现，及时调整活动强度和时间。

早期活动的注意事项

在早期活动中，需要特别注意患者的安全。首先，要确保患者的身体状况稳定，无明显的不适感。其次，需要安排专人看护，防止摔倒或其他意外情况的发生。同时，还要关注患者的呼吸、心率等生理指标的变化，根据患者的具体情况确定早期活动的强度和时间，避免过度劳累。整个过程中医护人员需要随机应变，防止患者出现意外。

第四节 什么是胸部物理治疗？

咳嗽大家都会，不知道大家有没有那种有痰咳不出来的感觉？那怎么才能进行有效咳痰呢？

在ICU里可能会经常听到"啪啪啪啪"的拍背声，这不是护士"打"患者，是护士在给患者进行扣背排痰，协助患者咳出痰液，这是非常容易让人误会的事情。今天就来介绍一下包括扣背在内的一些胸部物理治疗。

胸部物理治疗是采用专业的呼吸治疗手段松动和清除肺内痰液，防治肺不张和肺部感染等并发症，改善呼吸功能的一类治疗方法。这种治疗的好处有很多，可以清除痰液，利于肺内分泌物的排出，还可以改善通气／血流比例，打开萎陷的肺泡，促进肺泡复张，保持肺泡换气，通过变换体位最大限度地增加心肺功能，以及预防和治疗呼吸并发症。

那什么样的患者适合胸部物理治疗呢？比如建立了人工气道的患者、需要机械通气的患者、上腹部手术后的患者、慢性呼吸疾病者及长期卧床的患者。当然也有很多患者不适合此种治疗方法，如严重癫痫、颅内高压未受控制的患者，循环不稳定、严重心律失常、心脏起搏器术后的患者，严重支气管痉挛、未经处理的气胸患者，多发肋骨骨折、肺栓塞、主动脉夹层动脉瘤的患者，咯血、活动性出血、严重凝血功能障碍的患者。

通常所说的胸部物理治疗包括气道廓清技术和控制性呼吸技术。气道廓清技术又包括体位引流、胸部扣拍振动、咳嗽训练、用力呼气技术。而控制性呼吸技术包括前倾位、腹式呼吸、缩唇呼吸、主动循环呼吸技术。

体位引流

体位引流的姿势如下图所示，每天可以做 3～4 次，每次体位维持 20～30 分钟，在早晨清醒后立即进行效果较好，不宜在餐后、胃潴留时进行，以防患者呕吐造成误吸。引流前根据实际情况给患者雾化吸入以稀释痰液，引流时可结合胸部叩拍与振动，引流后指导患者咳嗽以更有效地清除痰液。如果多个体位需要引流，可先从病变严重或积痰较多的部位开始。

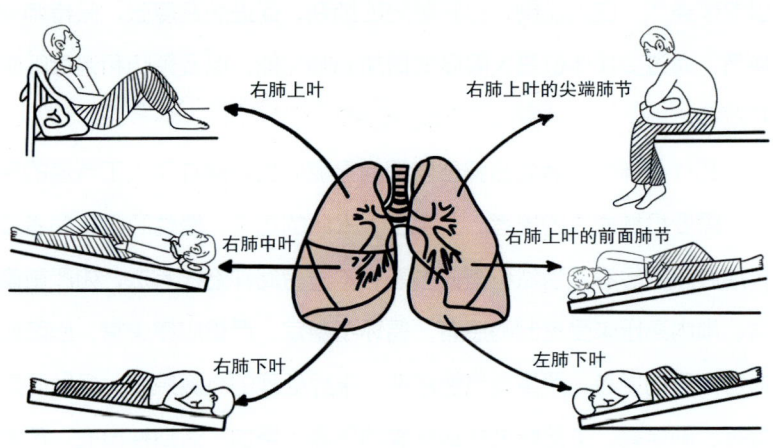

胸部扣拍与振动

胸部扣拍就是常说的扣背，手法是将手掌微曲呈弓形，五指并拢，以手腕为支点，借助上臂力量有节奏地扣拍患者胸背部，扣拍幅度以 10 cm 左右为宜，频率是 2～5 次/秒，每个部位重复扣拍 3～5 分钟。扣背的顺序是沿着支气管走向由外周向中央扣拍。我们在拍背前会告知患者，使患者有心理准备，避免出现"他们打我"的错误意识，护士最好为患者垫上衣服再进行扣拍，正确的叩击会产生一个空且深的声音。为保障扣拍效果，一个位置要反复扣拍 3～5 分钟后再换下一个部位，避开胸骨、脊椎、肝、肾、乳房等。

那振动又是什么呢？振动是在胸壁上通过手工的扣拍或者机器的振动，利用传导至肺部的振动，来促进黏附于气管壁的痰液松动，以有利于分泌物移动。振动分为手工振动和机器振动。手工振动操作需患者配合，护士用双手掌交叉重叠在引流肺区的胸壁上，双肘关节保持伸直，嘱患者深吸气，在呼气的同时借助上肢重力快速振动胸壁，频率为 12～20 次/秒，每个治疗部位振动时间为 3～5 分钟。机器振动要借助振动排痰仪。振动排痰仪可以代替手工扣拍与振动，被普遍应用于临床，以促进痰液松动及向中央大气道移动。振动排痰仪初始频率为 20 Hz，可根据患者临床症状和操作模式的需要调节频率，治疗频率范围为 20～35 Hz；方向是由外周向中央气道移动，重点治疗病变部位连续振动 3～5 分钟。

咳嗽训练

说起咳嗽大家都知道，可是怎么正确咳嗽很多人却是不了解的。

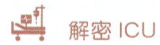

咳嗽是最重要的支气管清除功能之一，正确有效的咳嗽训练分为以下几步。

1. 患者取坐位，上身前倾，双肩放松。
2. 缓慢深吸气，若深吸气会诱发咳嗽，可分次吸气。
3. 屏气1秒，张口连咳3次，咳嗽时收缩腹肌，咳嗽无力者，医护人员将双手掌放在患者的下胸部或上腹部，在咳嗽的同时给予加压辅助，疼痛明显、咳嗽受限的患者可以用以力呼气技术代替咳嗽动作。
4. 停止咳嗽，缩唇将剩余气体缓慢呼出。
5. 缓慢深吸气，重复以上动作，每次训练可重复2～3次。

用力呼气技术

用力呼气技术是指在正常吸气后，口与声门保持张开，收缩腹肌和肋间外肌用力呼气，如同在用力地发出无声的"哈"，以清除气道内痰液。呼气时患者以双上臂快速内收压迫自己侧胸壁来辅助用力呼气。用力呼气技术可减轻疲劳，减少诱发支气管痉挛，提高咳嗽、咳痰有效性。该技术还可以训练患者控制呼吸的频率、深度和部位，有意识地进行慢而深的呼吸，呼吸频率减慢，吸气容量增加，还有意识地控制吸气、呼气时间的长短和吸呼比，在吸气末停顿1～3秒再行呼吸。

前倾位

前倾位是患者取坐位时保持躯干往前倾斜20°～45°。为保持平衡，患者可将手或肘支撑于自己的膝盖或桌上。取立位或散步时也可采用前倾位，用手杖或扶车支撑。

腹式呼吸

腹式呼吸锻炼可增加潮气量，增加肺泡通气量，减少功能残气量，降低呼吸功能消耗，缓解呼吸困难状况，改善换气功能，提高血液氧合。这种呼吸是让横膈膜上下移动，吸气时横膈膜会下降，把脏器挤到下方，肚子会膨胀，而非胸部膨胀；吐气时横膈膜上升，可以进行深度呼吸，吐出较多易停滞在肺底部的二氧化碳。

缩唇呼吸

缩唇呼吸是让患者闭嘴经鼻吸气，然后通过缩唇（吹口哨样口型）缓慢呼气，吸与呼时间之比为1∶2或1∶3。缩唇大小以患者舒适为准，呼气时可伴有或不伴有腹肌收缩，呼出气流以能使距口唇15～20 cm处的蜡烛火焰倾斜而不熄灭为适度。缩唇呼吸可以缓解呼吸困难，改善通气/换气，防止呼气时小呼吸道的陷闭和狭窄，促进肺泡气体排出。

主动循环呼吸技术

生活中很多人有痰却怎么也咳不出来，这就是不会咳痰。有一种叫作主动循环呼吸技术的方法可以帮助大家进行有效咳痰，这种方法简称为ACBT。它主要包含3个阶段，即呼吸控制、胸廓扩张训练、用力呼气技术。

首先放松肩颈部，慢慢地转一转头、脖子和肩膀，使身体放松下来。

呼吸控制：5组腹式呼吸。用鼻子吸气，肚子鼓起，用嘴呼气，肚子收紧，重复5组。腹式呼吸可以帮助我们提高通气量，提高血液中氧气的含量，改善肺的换气功能。平时大家可以多多练习腹式呼吸，提高肺功能。

胸廓扩张训练：把两只手分别放在胸廓两侧，用鼻子吸气，感受胸廓向外扩张，憋气3秒钟，用嘴呼气，感受胸廓的回缩，重复3～5组。用嘴呼气时可以使用缩唇呼气的方式，把嘴嘟起来，像吹口哨或吹蜡烛一样缓慢呼气。胸廓扩张训练可以提高肺的容量，有助于肺的重新扩张。

用力呼气技术：用鼻子吸气，憋气1秒，张开嘴用力快速哈气，注意这里是哈气，就像擦镜子时往镜子上哈气一样。

主动循环呼吸技术（ACBT）

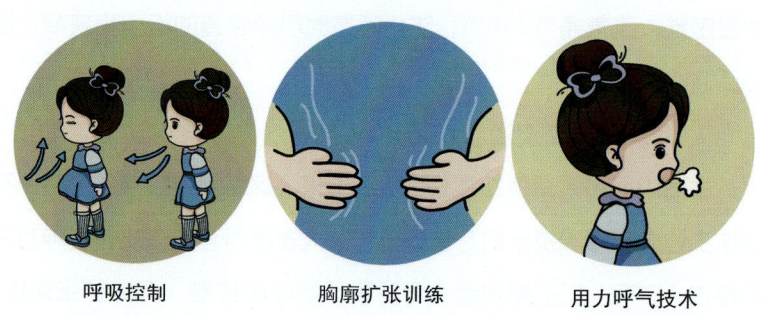

呼吸控制　　　　胸廓扩张训练　　　　用力呼气技术

以上就是胸部物理治疗的方法，希望对大家有帮助，让我们一起畅快呼吸。

第五节 早期活动是否影响机器运转？

前面我们已经介绍了 ICU 的仪器和患者的管路，有人可能会问：有这么多仪器和管路，还让患者活动，那在活动的过程中仪器报警了怎么办？影响到患者的治疗了怎么办？这些担忧我们都能理解，我们也希望能够在临床实践中，减少活动带来的不良影响。

为了支持早期活动，ICU 需要具备相应的设备和环境条件。例如，床边可以配备平衡器、步行器等康复工具，以便患者进行康复活动。此外，床位空间和护理环境也需要适应活动的要求，为患者提供安全舒适的康复环境。

像前面介绍的呼吸功能锻炼及踝泵运动，这种可以在床上完成的活动，就不用担心会影响仪器的运转。但当患者进行床上肢体功能锻炼时，我们会检查患者身上保留的各种管路的固定方式是否适宜，呼吸机管路、输液管路及仪器管线等是否有足够的活动空间。

当患者进行离床运动时，我们会准备充足的活动空间，将暂时不需要的仪器稍微挪开，检查需要使用的仪器的电量储备，并且为患者更换便携式仪器设备，准备可移动输液架。

在进行早期活动时，我们会小心操作，检查并确保这些设备的正常运行，避免干扰设备的正常工作，并随时观察和监测患者的生命体征。

总的来说，ICU 早期活动对机器工作可能会有一些影响，但通过

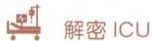 解密 ICU

合理的操作、专业的团队协作和适当的设备和环境准备,这些影响可以最小化。比起可能的"最小化影响",重要的是确保患者的安全和康复效果,并根据患者的具体情况制订个性化的康复计划。

第六节 肝移植患者如何进行术后早期活动？

肝移植手术创面大，手术时间长，术中出血量多，术后患者易出现肺部感染、腹腔出血、排斥反应、肌肉减少症等并发症。现在很多 ICU 中接受肝移植的患者觉得自己接受了大手术，看着自己腹部的伤口，不敢活动，对早期活动容易产生排斥心理。但是有研究证明，术后早期活动有助于肝移植患者恢复胃肠功能，缩短置管时间，提高肌力水平和日常生活活动能力。

肝移植术后尽早开始运动锻炼能够促进肌肉力量恢复，医护人员会根据患者的情况选择相应的锻炼类型、强度和频率，循序渐进地进行运动锻炼。除了 ICU 的早期活动，通过多学科协作，为患者提供术后不同时期科学、合理的运动方案，如伸展运动、散步、八段锦、太极拳、健身操、骑自行车、快走等，保证患者的运动方式、强度、频率和注意事项等的合理进行，能够有效促进肝移植患者康复，使其尽早回归正常的家庭和社会生活。

肝移植患者进行呼吸训练有助于扩大膈肌活动范围，促进肺复张，减少呼吸做功，提高通气效率。另外，有效的咳嗽练习、局部胸廓扩张训练等气道廓清训练也可促进纤毛运动、术后分泌物排出及控制肺部感染。

此外，医护人员会根据患者的生活自理能力，为患者制订个性化的运动方案，这可以保证患者的运动量更详细，循序渐进。这可能有助于患者克服依赖心理，树立自己能够实现生活自理的信心，进而更积极地参与和完成日常生活活动。

肝移植术后患者通过早期的肺部功能训练，配合坐位、站立及行走训练，在肺康复的同时，可增强对活动的耐受性。充足的活动量不仅能促进局部和全身血液循环，减少肺部感染、肌力下降等并发症的发生，还能促进术后排便排气，患者在配合训练后症状会得到有效改善。

例如，术后第一天，医护人员会为意识未恢复或机械通气的患者进行四肢被动关节活动，神志清楚的患者就可以进行呼吸训练了。

患者拔除气管插管以后，恢复部分活动能力时，医护人员会指导患者呼吸训练并配合上下肢体主动和被动活动，鼓励患者咳嗽、咳痰，教会患者每次咳嗽时用双手捂住伤口，控制力度。医护人员会为患者适量摇高床头，使患者从半卧位过渡到坐位。慢慢地再鼓励患者在床上自己进行刷牙、洗脸、进食等日常生活行为。

因肝移植患者术前存在个体差异，对于早期活动，医生会结合多学科团队进行充分的评估。当患者的活动能力逐步提升时，在生命体征平稳的前提下进行床边坐位、站立训练，肢体力量及耐力训练。当患者适应原地站立且无不适的时候，就可以进行原地踏步训练，以及慢慢地行走，再过渡到完成一些力所能及的日常动作。

医护人员会综合评估患者的病情及活动情况，随时调整方案以促进患者康复，增强其信心，帮助患者早日回归家庭，回归工作，回归社会，如获新生。

第五章 行——ICU 患者如何活动？

温馨提示：

各种康复方案以患者的安全为前提，在患者能耐受的范围内，医护人员会逐步增加康复强度，调整康复方案。

第七节 肝移植患者早期活动有哪些注意事项?

目前肝移植技术历经半个世纪的发展,是治疗各种终末期肝病的唯一有效方法。传统的肝移植术后护理措施中,患者术后应绝对卧床休息。然而随着加速康复外科理念在临床上的广泛应用,术后早期活动作为加速康复的重要内容之一,越来越得到重视。当然,我们在进行早期活动时还有一些注意事项。

肝移植术后重症患者在早期活动过程中的安全风险评估指标包括心率、呼吸、血压、血氧饱和度等,所以活动过程中仍需要进行心电监护,不要随意摘除监护设备。我们会将监护仪在不影响患者活动的情况下妥善放置。

早期活动也是一个循序渐进的过程,患者不可心急,要相信医护人员的评估结果。我们会个性化地制订活动方案,设立每日的活动目标,每日适量增加活动量,也会根据活动成果进行评价。

肝移植手术切口创面较大,患者术后感觉疼痛时要及时与医生、护士沟通,配合完成疼痛评分。医生会给出个体化的镇痛方案,以减轻患者疼痛,帮助患者达到术后早期活动的目标。

早期活动时要防止非计划脱管及跌倒不良事件的发生。肝移植术后患者会保留引流管、深静脉置管等多种管路,早期活动前护士会对各种管路进行加强固定。活动时,患者要配合医护人员,当管路有牵拉感时,要与医护人员及时沟通,防止用力不当导致管路滑脱。当

第五章　行——ICU 患者如何活动？

变换体位时，动作要缓慢，避免直立性低血压的出现，导致跌倒不良事件的发生。特别是离床运动时，患者稍有不适就要及时说出自身感受，以保障自身安全。

早期活动中，医护人员会密切观察患者情况，包括患者的意识、肌力，以及引流液的颜色、性状和量，并结合患者的配合程度、主观感受等进行全方位的评估，对患者的各项化验检查，如血常规、肝功能、凝血指标、生化指标等进行动态评估，同时我们还会结合康复治疗师、营养师等多学科的指导，制订合理适宜的活动方案。

只要患者积极配合，保持良好的心态，关注以上注意事项，相信患者一定能在早期活动中受益，早日康复，回归生活，回归社会。

第八节 "从ICU到康复"的过程中都有哪些康复治疗？

很多患者成功从ICU转出，但这并不意味着大获全胜，无论是从身体上还是心理上，仍需要很多康复治疗。国内外很多学者都在研究从ICU转出后的康复治疗，今天我们也来简单介绍一下。

成功从ICU转出的患者的生活质量及远期预后，值得大家关注。研究表明，患者在转出ICU后的几个月或几年内，在认知、生理、心理及社会重建等方面会出现不同程度的问题，给患者、家庭、医疗、社会带来沉重的负担。2010年，美国重症医学会首次提出ICU后综合征这一概念，旨在提高医护人员对ICU转出患者身心健康的重视。

早期康复锻炼

应该在患者病情相对稳定后尽早开展早期活动，促进患者康复，帮助患者更快更好地转至普通病房，尽早回归日常生活。

ICU支持疗法

1. 由于病情危重、长时间与亲人分离，患者在ICU住院期间可能会出现不同程度的心理问题，如焦虑、抑郁等。医护人员在保证患者治疗效果的同时要关注患者的心理健康。有研究提出同伴支持能够对ICU患者起到治愈作用，大家一起分享ICU经历的同时可以互相安慰，提供建议，给予支持。大家平时都希望从他人处获得更多的经验和建议，尤其是ICU患者，这样可以得到心理安慰。

2. 病情允许的情况下，可以鼓励患者写 ICU 日记，简单记录自己在 ICU 期间的治疗过程或发生的事，可以写今天用了什么药物，护士进行了什么操作，今天有什么感受，和谁聊天了，情绪怎么样等，像每日总结一样。可以用简单的日常用语，也可配合照片，这样可以帮助患者了解疾病治疗过程，弥补 ICU 期间记忆的缺失，从而降低焦虑、抑郁的程度。

3. 认知疗法：ICU 患者很容易发生认知障碍，主要表现为注意力、定向能力和思维混乱等认知功能的改变。因为疾病和医疗环境的影响，患者往往对自己所处的空间、时间和自身状态缺乏认知，导致定向和思维混乱。所以早期的注意力、定向力和思维训练可以激活一系列大脑功能，如警觉性、视知觉、记忆力、问题解决能力及言语能力。医护人员平时的工作中要主动告知患者时间和地点，可以让患者玩卡片记忆游戏。通过设计患者喜欢的、感兴趣的活动保证患者可以主动参与，也能获得良好体验。

4. 早期营养支持：很多危重症患者都存在营养不良的风险，尤其是 ICU 住院时间长、胃肠功能损伤的患者和老年患者。患者在 ICU 期间能量消耗大，蛋白质合成减少，可能会出现营养的摄取和吸收障碍，导致 ICU 获得性衰弱的发生。因此早期营养支持也是不可忽视的一部分。重症患者最佳的营养摄入旨在满足对能量和蛋白质的需求，防止不受控制的分解代谢，防止严重的功能退化，减少患者能量和蛋白质的消耗，维持正常的生理功能，减少肠道细菌移位，同时要避免过度营养。《重症病人胃肠功能障碍肠内营养专家共识

（2021版）》推荐：应在进入ICU的24～48小时开始早期肠内营养，并在48～72小时达到目标能量和蛋白质需求量的80%以上，建议对重症患者应当使用高蛋白肠内营养治疗，并在开始早期肠内营养的同时进行抗阻力功能锻炼。

5. 医院/社区/家庭延续性护理：患者的康复是一个延续性的过程，贯穿ICU住院、普通专科住院及回归社区/家庭3个阶段，患者的全程管理需要多学科团队的协调合作。患者出院后，定期去重症医学科门诊就诊有利于对患者出院后的生理、心理和认知进行管理，可作为患者出院后的症状筛查门诊，为其提供个性化护理，重点关注ICU转出患者的独特需求。

第九节　VTE 内容知多少？

静脉血栓栓塞（venous thromboembolism，VTE）常常被大家称作"沉默的杀手"，因为它不易被发现，一旦发现有可能会危及生命，严重者可在 1～2 小时死亡。所以 VTE 预防大于治疗。

我们的血液像一条奔腾不息的长河，流动在我们的血管里，血栓就像是长河里的大石头。血栓堵塞血管就会引起一系列的临床症状和体征。如血凝块堵塞在深静脉内，形成深静脉血栓（常发生于下肢），当血栓脱落，随血流漂移，堵塞肺部血管时，就会发生肺栓塞。

VTE 的病因

VTE 偏爱 ICU 的患者，这是为什么呢？因为血流缓慢、血液高凝、血管壁损伤是引起静脉血栓的 3 个主要因素，而 ICU 患者往往有这 3 个因素。

1. 血流缓慢：ICU 患者卧床时间较长会导致血流减慢。机械通气改变胸腔内负压状态，静脉回心血量减少，心排血量减少，血压下降，导致下肢回流障碍，也会导致血流缓慢。腹腔肿瘤、大量腹水，腹腔内压力增加也会引起下肢回流受阻，最终导致血流缓慢。

2. 血液高凝：有研究表明，40% 以上的重症患者会发生凝血功能障碍，弥散性血管内凝血的发生更使重症患者雪上加霜。

3. 血管壁损伤：不论是化学性损伤（如静脉内注射各种刺激性溶液、高渗溶液、抗生素等），还是机械性损伤（如静脉局部挫伤、撕裂伤或骨折碎片创伤），甚至感染性损伤，均可引起静脉血栓形成。

当我们观察到患者两条腿不一样粗细的时候,就要警惕下肢深静脉血栓的形成。①血栓静脉远端回流障碍会导致患者患肢肿胀,呈非凹陷性水肿,皮色泛红,皮温较健侧肢体高,肿胀严重时,皮肤可出现水疱。②因为血栓在静脉内引起炎症反应,所以患肢局部会产生持续性疼痛,正如俗话说:"通则不痛,痛则不通。"血栓堵塞静脉,使下肢静脉回流受阻,也会使患侧肢体胀痛,患者直立时会感到疼痛加重。③我们有时还会发现患肢会有浅静脉曲张,这是因为主干静脉堵塞后,下肢静脉血通过浅静脉回流,浅静脉就会代偿性曲张。

VTE 的评分

我们常说预防大于治疗,首先医生会定时为患者进行 VTE 评分,根据不同的评分进行不同的健康宣教及预防措施。根据内科和外科的不同特点,评分内容也不同。

内科患者评分表常采用 Padua 评分(表 5-2),根据其分值评估 VTE 风险:低危(< 4 分),高危(≥ 4 分)。

表 5-2 Padua 评分

危险因素	评分
活动性恶性肿瘤,患者先前有局部或远端转移和 / 或 6 个月内接受过化疗和放疗	3
既往 VTE 史	3
制动、患者身体原因或遵医嘱需卧床休息至少 3 日	3
已有血栓形成倾向,抗凝血酶缺乏症,蛋白 C 或 S 缺乏症,凝血因子 V Leiden 突变,凝血酶原 G20210A 突变,抗磷脂抗体综合征	3
近期(≤ 1 个月)创伤或外科手术	2
年龄 ≥ 70 岁	1
心脏和 / 或呼吸衰竭	1
急性心肌梗死和 / 或缺血性脑卒中	1
急性感染和 / 或风湿性疾病	1
肥胖(体质指数 > 30 kg/m^2)	1
正在进行激素治疗	1

外科患者评分表常采用 Caprini 评分（表 5-3），根据其分值评估 VTE 风险：极低危（0 分），低危（1～2 分），中危（3～4 分），高危（≥ 5 分）。

表 5-3 Caprini 评分

1 分	2 分	3 分	5 分
年龄 41～60 岁	年龄 61～74 岁	年龄 ≥ 75 岁	脑卒中（< 1 个月）
小手术	关节镜手术	VTE 史	择期关节置换术
体质指数 > 25 kg/m²	大型开放手术（> 45 分钟）	VTE 家族史	髋、骨盆或下肢骨折
下肢肿胀	腹腔镜手术（> 45 分钟）	凝血因子 V Leiden 突变	急性脊髓损伤（< 1 个月）
静脉曲张	恶性肿瘤	凝血酶原 G20210A 突变	
妊娠或产后	卧床 > 72 小时	狼疮抗凝物阳性	
有不明原因的或者习惯性流产史	石膏固定	血清同型半胱氨酸升高	
口服避孕药或激素替代治疗	中央静脉通路	肝素诱导的血小板减少症	
严重中毒症（< 1 个月）		其他先天性或获得性血栓形成倾向	
严重肺病，包括肺炎（< 1 个月）			
肺功能异常			
急性心肌梗死			
充血性心力衰竭（< 1 个月）			
炎性肠病史			
卧床患者			

VTE 的预防

VTE 的预防包含 3 个方面：基本预防、物理预防及药物预防（表 5-4）。

表 5-4　VTE 的预防

预防措施	范围	备注
基本预防	VTE 低危患者	内科：无活动障碍，住院时间短 外科：手术时间 < 30 分钟，无其他危险因素，可以活动
物理预防	高出血风险患者	髋部周围骨折、骨科大手术
药物预防	出血风险低的 VTE 高危患者	
联合预防	VTE 高风险患者	基本预防 + 物理预防 + 药物预防

1. 基本预防

（1）饮食方面：患者需要进食低脂、高纤维饮食；糖尿病患者同时给予糖尿病饮食；饮食应清淡，多食新鲜蔬菜及水果；忌食辛辣、油腻食物；多饮水，保持大便通畅，便秘者给予缓泻药，必要时给予灌肠；如果没有心肾功能不全，应增加饮水量，每日 1500 mL 以上。

如果正在服用维生素 K 拮抗剂（华法林），应减少食物中维生素 K 的摄入，避免降低药效，富含维生素 K 的食物有西芹、菠菜、甘蓝、莴苣等。另外，患者需要戒烟戒酒。

（2）主动运动：如膈肌运动、踝泵运动等。

膈肌运动，进行深呼吸，每小时 10～20 次，增加膈肌运动，促进血液回流。

踝泵运动，可促进下肢血液循环和淋巴回流。①屈伸，下肢伸直，大腿放松，缓缓向头的方向勾脚尖，至最大限度保持10秒钟；脚尖绷直缓缓下压，至最大限度时保持10秒钟，然后放松，这样一组动作完成。②绕环，下肢伸展，大腿放松，以踝关节为中心，脚趾进行360°绕环，尽力保持动作幅度最大绕环，可以使更多的肌肉得到运动；10秒/次，10～30次/组，至少8组/日。

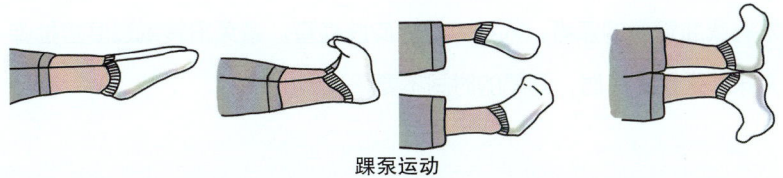

踝泵运动

（3）被动运动：因疾病原因或手术要求等双下肢不能自主活动的患者，我们会为其按摩比目鱼肌、腓肠肌，并给予踝关节被动运动。人工挤压腓肠肌（应避开伤口），从足部到大腿由远到近进行被动按摩，10～30分钟/次，6～8次/日。被动足关节屈伸运动，10秒/次，10～30次/组，至少8组/日。

2. 物理预防

（1）梯度压力弹力袜（简称弹力袜）：简单、便宜，穿弹力袜是最受欢迎的物理抗血栓方法。弹力袜可以包裹下肢，踝关节周围压力高于近端压力，形成梯度压力，减少静脉的横截面积，从而增加血流速度，促进血液循环，消除静脉淤滞，从而达到抗血栓的作用。但也不是所有VTE患者都适合穿弹力袜，如果患者腿部局部情况异常（如皮炎、坏疽、近期接受皮肤移植手术）以及有严重下肢动脉硬化或其他缺血性血管病、腿部严重畸形、患肢有大的开放或引流伤口、心力衰竭、安装心脏起搏器、肺水肿、腿部严重水肿的患者,就不适合穿弹力袜。

患者需要测量腿围,选择合适型号的弹力袜,将弹力袜从足部依次向上穿好。使用过程中,如果发现皮肤有红、肿、痛、皮疹、角质变蓝或压力带经常脱落,请移除弹力袜并检查大小是否合适。患有糖尿病或血管病的患者,须经常进行皮肤检查。避免扭转或过度拉扯弹力袜。更换袜子时,间隔的时间不要超过半小时。

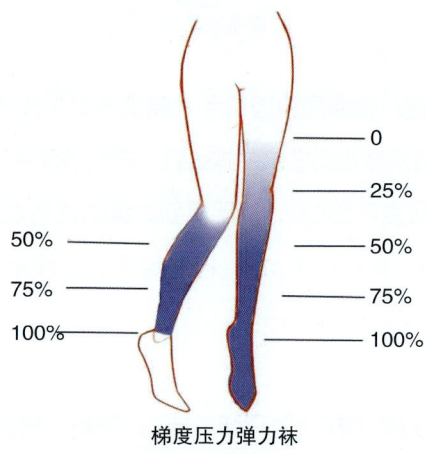

梯度压力弹力袜

(2)循环充气和放气装置:也就是我们常说的下肢血液驱动,该装置可以从踝关节充气和放气,依次充气至下肢近端。远端气囊先充气形成较大的压力,近端气囊后充气形成较小的压力。当下肢突然受到外加的均一压力时,能产生显著的组织结构和下肢血流动力学的生理学变化。在深静脉管腔压缩前，管腔内血流缓慢而稳定，当施加压力时，在压缩带产生一个突然压力梯度，伴随继发的管腔塌陷推动血流动力学改变，可有效促进静脉排空并防止血液淤滞，从而有助于防止出现深静脉血栓和肺血栓栓塞症。

3. 药物预防

有些患者因为病情原因，需要常规抗凝治疗，包括口服或者注射药物，预防血栓的发展。

华法林：常被称为"血液稀释剂"，其实是一种抗凝药，能够防止或抑制血凝块形成。

注射低分子肝素钠：这个药通过增强抗凝血酶的活性抑制凝血因子Ⅹa和凝血因子Ⅱa的活性，从而防止血栓形成。药物会有一些不良反应，如出血，部分注射部位出现瘀点、瘀斑，偶可引起过敏反应及血小板减少。注射低分子肝素钠时，需要注意观察有无出血倾向并监测血小板计数。

VTE 的治疗

1. 肺栓塞的高风险患者：对于可能发生肺栓塞的高风险患者，需要早期植入下腔静脉滤器。下腔静脉滤器一般在导管室X线指引下，经股静脉或颈内静脉穿刺植入下腔静脉。若患者出现腰痛、便血、心悸等症状，要及时通知医护人员。肺栓塞溶栓过程中，患者需要卧床休息，尽量减少搬运等活动及有创性检查与治疗，严密观察是否有出血。

2. 急性深静脉血栓患者：当患者已经诊断为急性深静脉血栓时，

需要患肢制动，不得按摩或做剧烈运动；此时可以给患者使用弹力绷带，还需要观察患肢周径及颜色的变化，对比双下肢肤色、温度、肿胀程度及感觉、足动脉搏动情况（如果下肢周径不断增加，说明静脉回流受阻；如果颜色加深，合并红、肿、热、痛，应考虑出现感染，护士会及时通知医生，积极处置）；急性期时，患者还需要卧床休息，抬高患肢 20°～30°，以利于静脉回流，减轻水肿。

第六章
疾病——ICU 常见的疾病都有哪些?

第一节　什么是呼吸衰竭？

呼吸衰竭是各种原因引起的肺通气和/或换气功能严重障碍，以致不能进行有效的气体交换，导致缺氧伴/不伴二氧化碳潴留，从而引起一系列生理功能和代谢紊乱的临床综合征。

引起呼吸衰竭的原因

1. 呼吸道病变：支气管炎症、支气管痉挛、异物等阻塞气道。

2. 肺组织病变：肺炎、重度肺结核、肺气肿、弥散性肺纤维化、急性呼吸窘迫综合征等。

3. 肺血管疾病：肺血管栓塞、肺梗死等，使部分静脉血流入肺静脉，导致缺氧。

4. 胸廓病变：如胸廓外伤、手术创伤、气胸和胸腔积液等，影响胸廓活动和肺脏扩张，导致通气减少、吸入气体不匀，进而影响换气功能。

5. 神经中枢及其传导系统呼吸肌疾病：脑血管病变、脑炎、脑外伤、药物中毒等直接或间接抑制呼吸中枢；脊髓灰质炎及多发性神经炎所致的肌肉神经接头阻滞影响传导功能；重症肌无力和多发性肌炎等损害呼吸动力，引起通气不足。

呼吸衰竭的分类

1. 按动脉血气分析结果可分为Ⅰ型呼吸衰竭、Ⅱ型呼吸衰竭。

Ⅰ型呼吸衰竭：缺氧，无二氧化碳潴留，或者伴二氧化碳降低，见于换气功能障碍，通气血流比例失调、弥散功能损害和肺动-静脉样分流。

Ⅱ型呼吸衰竭：肺泡通气不足所致的缺氧和二氧化碳潴留，单纯通气不足，缺氧和二氧化碳的潴留的程度是平行的，若伴换气功能损害，则缺氧更为严重。

2. 按病程又可分为急性和慢性呼吸衰竭。

急性呼吸衰竭是指突发原因引起通气或换气功能严重损害，突然发生呼吸衰竭的疾病，如脑血管意外、药物中毒抑制呼吸中枢、呼吸肌麻痹、肺梗死、急性呼吸窘迫综合征等，如不及时抢救，会危及患者生命。

慢性呼吸衰竭多见于慢性呼吸系疾病，呼吸功能损害逐渐加重，虽有缺氧或伴二氧化碳潴留，但通过机体代偿适应，仍能从事日常活动。

呼吸衰竭的临床表现

除原发病症状外，呼吸衰竭主要表现为缺氧和二氧化碳潴留的表现，如呼吸困难、急促、精神神经症状等，并发肺性脑病时，还可有消化道出血。查体可有口唇和甲床发绀、意识障碍、球结膜充血、水肿、扑翼样震颤、视盘水肿等。

呼吸衰竭是一种ICU的常见病，但很多ICU的患者多为其他疾病合并呼吸衰竭，所以治疗起来会结合多种方式进行。

第二节　什么是急性呼吸窘迫综合征？

急性呼吸窘迫综合征（ARDS）的病死率高达 40% ～ 50%。在 ICU 中，23% 的机械通气患者是因为 ARDS 才采取机械通气治疗方法的。从字面意思上来看，急性就是指急性发生的，一般在原发病发生后的 72 小时内发生，呼吸窘迫就是呼吸困难的意思，综合征是各种肺内外因素导致肺的急性损伤从而出现呼吸困难、低氧血症，甚至呼吸衰竭。

那么 ARDS 的定义就是急性肺损伤引起的以进行性呼吸困难和顽固性低氧血症为特征的急性呼吸功能不全。

什么原因会引起 ARDS 呢？

如果肺部发生了严重的感染（重症肺炎）或患者吸入了毒气，如果患者休克、烧伤、患胰腺炎等，体内的炎症细胞就会增多，会释放各种炎症因子，导致肺毛细血管损伤且通透性增加，血管内的蛋白质、红细胞、水分都渗出来，引起肺水肿、肺泡透明膜形成、支气管痉挛、肺不张、肺血管收缩、微血栓形成，从而进一步导致缺氧和呼

ARDS 患者肺部变化　　ARDS 患者肺泡变化

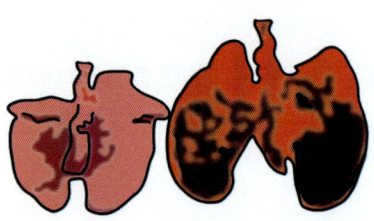
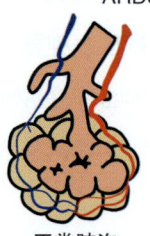
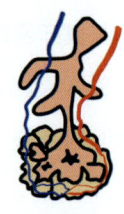

正常肺泡　　肺泡萎陷

吸困难，那么，患者可以支持呼吸的肺部就只有肺叶上部那么一点，所以 ARDS 患者的肺部又被称为"婴儿肺"。

ARDS 患者需要做哪些检查呢？

1. 首选/确诊检查：血气分析。ARDS 的典型血气是氧分压和二氧化碳分压都降低，血浆 pH 升高，我们一般用氧合指数来判断 ARDS 的严重程度。

氧合指数 = 氧分压（PaO_2）÷ 吸氧浓度（FiO_2）

例如，患者在吸氧浓度为 40% 的情况下，PaO_2 为 80 mmHg，氧合指数 =80 mmHg÷40%=200 mmHg。

正常的氧合指数为 400～500 mmHg，氧合指数 ≤ 300 mmHg 是诊断 ARDS 的必要条件。

轻度 ARDS：氧合指数 ≤ 300 mmHg；

中度 ARDS：氧合指数 ≤ 200 mmHg；

重度 ARDS：氧合指数 ≤ 100 mmHg。

2. 胸部影像学检查：早期改变不明显，随着疾病发展出现肺泡渗出、水肿，可以出现斑片状阴影，伴重力依赖区肺不张。

3. 检测 BNP 和超声心动图，排除急性心源性肺水肿：射血分数正常可支持诊断 ARDS，而重度主动脉瓣或二尖瓣功能不全、重度舒张功能障碍或左室射血分数大幅降低可支持诊断心源性肺水肿。

4. 微生物学检查：如有可能，应获取痰或气管内抽吸物等呼吸道样本行革兰染色和培养。

明确原发病，1 周内发生呼吸困难 + 胸片浸润影 + 排除左心衰竭

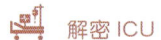 解密 ICU

等 + 氧合指数 ≤ 300 mmHg，只要满足以上 4 个条件，就可以诊断 ARDS 了。

为什么说 ARDS 是一种凶险的呼吸疾病呢？

那是因为 ARDS 起病急、病程长、病死率高、需要机械通气等呼吸辅助手段治疗且容易出现其他危重并发症，总体治疗花费高。

ARDS 的规范治疗有哪些？

ICU 有着丰富的治疗 ARDS 的经验：积极治疗原发病，合理使用抗生素控制感染；正确规范地进行呼吸机调节，改善通气和氧合；使用血流动力学监测、营养支持、液体管理等支持治疗手段很好地控制 ARDS 的进展；还有秘密武器俯卧位通气、ECMO 等辅助治疗手段。

总之，ARDS 是一种凶险的呼吸疾病，我们要早发现、早诊断、早治疗。一旦感到不舒服，就及时去医院进行救治，并积极配合医生开展各项治疗措施，千万别贻误了最佳救治时机。

第三节 什么是肺部感染？

肺部感染以肺炎为主，也可能是肺脓肿或肺结核。肺炎是指肺部出现炎症，主要是肺泡受到影响，通常是受到病毒或细菌感染而引发的。另外，药物影响或自体免疫性疾病也会造成肺炎。

除了药物影响及自体免疫性疾病引起的肺炎，绝大多数肺炎都由肺部感染引起。肺部感染主要是由细菌感染引发的，也会由其他微生物感染引起。两者是互相交叉的关系，不能等同。

不同致病菌感染所引起的肺部感染传染性不同，严重急性呼吸综合征、中东呼吸综合征、各类禽流感病毒性肺炎、新型冠状病毒感染等均具有较强的传染性。传染源是已感染人群，传播途径是呼吸道传播，易感人群有婴幼儿、中老年人等免疫力低下人群。

根据病原体不同，可将肺部感染分为细菌性肺炎、病毒性肺炎、真菌性肺炎、非典型病原体所致肺炎。肺部感染的症状主要有咳嗽、发热、恶寒、呼吸困难、深呼吸时胸痛，或伴气促，部分感染严重者可能出现多器官功能衰竭。

肺部感染的治疗主要包括以下方面：清除原发病灶；有吸入性损伤或面颈部严重烧伤者应加强气道管理，有效地清除气道分泌物和坏死脱落的黏膜，促进气道创面愈合；血源性肺炎应控制败血症，清除远隔病灶；根据痰培养或参考创面或血中的细菌检查结果静脉给药，也可同时雾化吸入抗生素或在灌洗液中加入适量抗生素。

特别提醒：肺部感染的患者需戒烟，避免受凉、饮酒，注意规律饮食及适量运动；胸痛时取患侧卧位，气急发绀时取半卧位；翻身拍背，协助排痰，黏痰不易咳出时，可多饮水，超声雾化吸入；在用药上需遵照医生的指示，不可随意停药。

饮食上要做到营养均衡，补充人体必需的各种维生素、矿物质等，给予高热量、高蛋白、高维生素、易消化流食或半流食，以提高人体的免疫力，免受外来病原的侵袭。

第四节　什么是重度颅脑损伤？

颅脑损伤是由暴力直接或间接作用于头部引起的颅脑组织损伤。根据格拉斯哥昏迷评分 3～8 分，伤后昏迷或再次昏迷 6 小时以上为重型颅脑损伤。颅脑损伤表现为意识障碍、头痛、恶心、呕吐、癫痫发作、肢体瘫痪、感觉障碍、失语及偏盲等。颅底骨折可出现脑脊液耳漏、鼻漏；脑干损伤出现意识障碍、呼吸循环障碍、去大脑强直，严重时发生脑疝危及生命。重型颅脑损伤以紧急抢救、纠正休克、清创、抗感染及手术为主要治疗原则。

重型颅脑损伤患者昏迷时间较长，其护理是一个漫长的过程，且病情常有变化，家属也要掌握必要的护理知识，与医护人员配合，促进患者早日康复。

第五节 什么是心力衰竭？

心力衰竭简称心衰，是指各种原因导致心脏泵血功能受损，心排血量不能满足全身组织基本代谢需要的综合征，主要表现为呼吸困难、活动受限、体液潴留等。

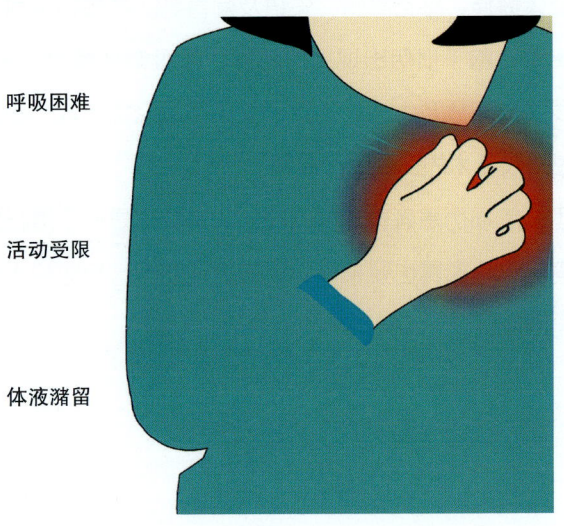

呼吸困难

活动受限

体液潴留

人体的心脏就如同一个大的水泵，将含氧血液通过动脉送到全身各个用氧器官，再将各个器官用完不含氧的血液通过静脉回送到心脏，再由泵送到肺里补充氧分。心脏又犹如牛奶加工厂里的传送机，将空瓶子不断运送到车间进行灌装，然后再将装满牛奶的瓶子送出工厂，大家又有了新鲜的牛奶可以喝。我们可以理解为右心就是一个将空瓶运送到灌装车间的传送机，而左心就是将装满牛奶的瓶子运送到厂外的传送机。左心衰竭就如同把装满牛奶的瓶子送出厂外的传送机功能不好了，装满牛奶的瓶子把灌装车间也就是我们的肺部堆得满满当当，因此，左心衰竭的表现多为肺淤血的相关症状。单纯的右心衰竭就相当于把空瓶运送到灌装车间的传送机功能不好了，很多空瓶子无法进入到灌装车间装牛奶，导致外面空瓶堆积如山不能进行灌装，在我们的体内也就表现为体循环（四肢、肝、肾、脑等）淤血。

各种引起心肌损伤的因素（心肌梗死、心肌病、心肌炎等），导致心室舒缩功能与心脏泵血能力受损后，都可引起心衰。根据心衰发生位置，可将心衰分为左心衰竭、右心衰竭和全心衰竭。不论是左心衰竭还是右心衰竭，都会逐渐导致另外一半的心脏功能受损，不及时控制就有可能导致更为严重的全心衰竭，危及生命。心衰还可分为慢性心衰和急性心衰。慢性心衰发展缓慢，常伴有心脏扩大或肥厚；急性心衰常继发于急性、重度心肌损害及心律失常等。急性左心衰竭较常见，表现为急性肺水肿、休克等，典型症状为咳粉红色泡沫痰。

当患者出现严重的呼吸困难，伴咳嗽，可咳出粉红色泡沫痰，或有脸色苍白、大汗淋漓、心跳过速等表现时，须立即拨打急救电话，送急诊科进行抢救处理。对于急性心衰的患者，需优先解除严重呼吸困难、缺氧等威胁患者生命的症状，治疗目标以改善症状、稳定血流动力学状态、维护重要脏器功能为主。对于慢性心衰的患者，治疗目标为缓解临床症状、延缓疾病进展、改善长期预后、降低病死率与住院率，并尽可能提高患者的生活质量。

总体来说，对心衰患者需采取综合治疗，主要包括去除诱因、针

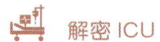 解密 ICU

对病因治疗及对症支持治疗，治疗手段包括药物治疗、心脏再同步化治疗、植入心律转复除颤器等。

特别提醒：如果患者在家中发生急性心衰或心衰突然加重，需要及时进行抢救，家属可参考如下步骤进行施救。

1. 施救者需保持冷静，及时拨打急救电话，等待急救。
2. 抬高患者上躯干（半卧位或高坐位），双腿下垂。
3. 有条件者立即给患者吸氧。
4. 把患者胸前衣物剪开或敞开，保证患者呼吸顺畅。
5. 对患者进行安抚镇静。
6. 患者发生心搏骤停时及时进行心肺复苏操作。

第六节 什么是急性胰腺炎？

急性胰腺炎是多种病因导致胰酶在胰腺内被激活后引起胰腺组织自身消化、水肿、出血甚至坏死的炎症反应，严重时可引起其他器官功能障碍。急性胰腺炎是一种比较常见的消化系统疾病，任何年龄段均可发病，在患病人群中成人多见，年发病率为 5/10 万～30/10 万，且有证据表明发病率有逐年增加趋势。

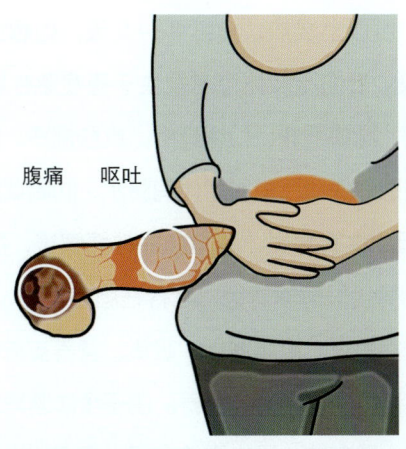

按照病理分型，急性胰腺炎可分为急性水肿型胰腺炎和急性出血坏死型胰腺炎。急性水肿型胰腺炎主要症状为腹痛、恶心、呕吐、发热，而急性出血坏死型胰腺炎可出现休克、高热、黄疸、腹胀以至肠麻痹、腹膜刺激征及皮下出现瘀斑等。按严重程度分级，急性胰腺炎可分为轻症急性胰腺炎、中重症急性胰腺炎和重症急性胰腺炎。轻症急性胰腺炎以胰腺水肿为主,临床多见,病情常呈自限性,预后良好;重症患者胰腺出血坏死时,常继发感染、腹膜炎和休克等,病死率高。

关于急性胰腺炎的病因,在我国最常见的是胆石症、大量饮酒和高脂血症,约占 70% 以上,而大量饮酒、暴饮暴食是主要诱因。

患者早期首先会出现剧烈的、急性的腹痛,发生部位多为左中上腹,部分可向背部放射。多在起病后出现恶心、呕吐及腹胀,可频繁发作,呕吐物常为胃内容物、胆汁或咖啡渣样液体,呕吐后腹痛无法缓解。患者多有中度以上发热,持续 3~5 天,如超过 1 周不退,需要考虑有继发感染。低血压及休克常发生于重症急性胰腺炎患者,患者表现为躁动不安、脉搏细速、口唇苍白、皮肤湿冷,同时可伴有呼吸困难。急性胰腺炎患者病情严重时可伴有腹水,肋周或脐周皮肤青紫。

若患者是胆源性胰腺炎、高脂血症性胰腺炎,需要通过治疗胆道疾病及降低血脂等手段解除病因,若存在胆道梗阻,应尽早解除梗阻。一般治疗方法包括禁食、胃肠减压、吸氧、营养支持等。对于重症急性胰腺炎患者,建议尽早给予肠内营养。由于个体差异大,用药不存在绝对的最好、最快、最有效,医生需结合患者情况选择最合适的药物,如镇痛药、质子泵抑制剂、生长抑素、蛋白酶抑制剂、抗生素等,可适当增加中药疗法。针对胰腺局部并发症继发感染或产生压迫症状,如消化道梗阻、胰瘘、假性动脉瘤破裂出血等,则应考虑手术治疗。

特别提醒:患者恢复饮食时,应先从易于消化的碳水化合物饮食开始,如米粥等,由少至多,逐渐向正常饮食过渡,过程中逐渐增加少量蛋白质，如鸡蛋、牛奶等，直至恢复正常饮食。患者家属应该与患者一起了解本病相关知识，共同做好生活方式管理。饮食方面，平时要养成良好的饮食习惯，避免暴饮暴食，细嚼慢咽，限制奶油、蛋糕、油炸等高脂食物的摄入量。生活习惯方面，要适量运动，控制体重，戒除吸烟、喝酒等不良嗜好。

为什么胰腺炎患者不能喝水、吃饭？

1. 保护患者：在胰腺炎发作期间，喝水、吃饭可能加重胃肠负担，刺激胰腺和肠道，导致胰液分泌增多，进一步加重病情。

2. 有利于病情恢复：不喝水、不吃饭可以减少胰液分泌，减少对胰腺的刺激，有利于病情的恢复。

胰腺炎患者什么时候可以恢复正常饮食？

胰腺炎患者能正常饮食的时间，根据病情的不同，大致分以下三种情况。

1. 轻症胰腺炎：在急性期禁食2～3天，后续如果临床症状消失且化验结果恢复正常，可适当进食，但以流食为主。

2. 重症胰腺炎：这种情况下患者常会出现数种并发症，一般需要禁食很长时间，往往都在1周以上。等进入恢复期，临床症状基本消失，复查各项指标无明显异常后，才可以进食，以流食为主。

3. 慢性胰腺炎：这类患者如果不处于急性发病期，一般无须禁食，但需要针对病因进行饮食管理，如戒烟戒酒、低脂饮食。

胰腺炎患者禁食水期间，医生会根据每位患者自身的情况通过静脉补液和肠外营养维持机体每日需要的营养。

第七节 什么是糖尿病酮症酸中毒？

糖尿病酮症酸中毒是糖尿病最常见的严重急性并发症之一，是高血糖危象的一种，以高血糖、酮症、酸中毒为主要表现，是胰岛素不足和拮抗胰岛素的激素过多所致的严重代谢紊乱综合征。糖尿病患者均有该病发病风险，根据相关研究发现糖尿病酮症酸中毒在儿童和 30 岁以下的男性中常见，在 1 型糖尿病中更为常见。

根据酸中毒的程度，糖尿病酮症酸中毒可分为轻度、中度和重度（表 6-1）。

表 6-1 糖尿病酮症酸中毒分型

分型	pH	HCO_3^-	阴离子间隙	意识障碍
轻度	7.25～7.3	15～18 mmol/L	> 10 mmol/L	无
中度	7.0～7.25	10～15 mmol/L	> 12 mmol/L	无
重度	< 7.0	<10 mmol/L	> 12 mmol/L	有

这类疾病的病因包括胰岛素严重缺乏或抵抗及胰高血糖素等异常升高导致的糖、脂肪和蛋白质代谢严重紊乱。其中，当缺乏胰岛素时，人体组织和细胞无法有效摄取和利用血液中的葡萄糖，促使脂肪分解产生大量酸性的酮体，从而在体内蓄积，最终引起糖尿病酮症酸中毒。急性感染为最常见的诱因，其他常见诱因有胰岛素使用不规范，如擅自减量或停用；饮食不当，如高糖、高脂、酗酒；精神刺激，如过度激动、压力过大等。另外，呕吐、腹泻、心肌梗死、脑卒中、手术创伤、妊娠、分娩等也是诱因。

患者发病初期，多饮、多食、多尿和乏力等症状加重；若病情恶化，2～4 天可出现食欲减退、恶心、呕吐、头昏脑涨、精神萎靡、嗜睡、呼气有烂苹果味；病情进一步加重，可出现严重脱水症状，包括尿量减少、皮肤黏膜干燥、眼球凹陷、脉快而弱、血压下降、四肢冰冷；病情进入危重状态，各种反射迟钝甚至消失，出现意识模糊，最终昏迷；少数患者表现为腹痛，应多加注意。

此疾病的治疗方法如下。

1. 通过补液治疗纠正水、电解质平衡，降低血糖，清除酮体，这也是纠正休克的重要措施。同时，只有在有效组织灌注改善、恢复后，胰岛素的生物效应才能充分发挥。基本原则是"先快后慢，先盐后糖"，心肾功能不全的患者应避免补液过度。

2. 补充胰岛素：胰岛素是治疗糖尿病酮症酸中毒的关键，合理补充胰岛素可以促进机体利用葡萄糖，减少脂肪的分解，从根源上减少酸性酮体的产生，改善症状，通常采用短效胰岛素持续静脉滴注的方式进行治疗，需要维持到血酮< 0.3 mmol/L 或尿酮稳定阴性时，再恢复到平时的皮下注射治疗。

3. 补钾：经胰岛素和补液治疗后可能出现低钾血症。在开始胰岛素和补液治疗后，患者血钾低于 5.5 mmol/L 时即可进行静脉补钾（定时检查血钾，决定补钾量和速度），从而避免低钾血症的发生。

4. 补碱：当血 pH 6.9～7.0 时，医生会使用碳酸氢钠来纠正酸中毒。需注意的是，补碱不可过多过快。

5. 补充磷酸盐：血磷过低（< 0.3 mmol/L）但血钙正常时可补充

磷酸盐，且补磷时须监测血钙浓度，以免发生低钙血症。

6. 葡萄糖补充治疗：当血糖降低到一定程度，且血尿酮体仍然增高时，可适当同时补充 5% 葡萄糖液和胰岛素，以快速降低酮体的产生。

特殊提醒：患者及其家属一起了解疾病知识，并共同做好生活方式的调整和管理。患者应该控制饮食、限盐，养成良好的饮食习惯；适当运动，锻炼身体，控制体重，保持良好的心情和合理的睡眠时间；戒烟、禁酒，保持良好的生活习惯；定期监测血糖和酮体，尤其是刚刚出院时，应遵照医嘱密切监测；预防和及时治疗感染及其他疾病。

第八节 什么是热射病？

热射病不是简单的中暑！

人们通常以为中暑就是得了热射病。这个概念是错误的。热射病是高温引起的人体体温调节功能失调，体内热量过度积蓄，从而引发神经器官受损。患者会出现体温迅速升高，超过 40 ℃，伴有皮肤灼热、意识障碍（谵妄、惊厥、昏迷等），甚至多脏器损伤。

热射病不是简单的中暑，而是中暑等级中的重症中暑。通常发生在夏季高温、高湿的天气。在高温天气中，一旦出现大汗淋漓、神志恍惚、心率加快时，一定要马上到阴凉处或有空调的地方降温，并及时补充水分及电解质。如果高温下发现有人出现了昏迷的现象，应立即将昏迷人员抬放至通风阴凉处，用浇凉水或冰敷的方法降低昏迷者的体温，随后要持续监测体温变化，高热 40 ℃左右持续不下时要马上送到医院进行液体复苏治疗，千万不可以为是普通中暑而小视，耽误治疗时间。

只要夏天少出门或者不出门，就不会得热射病了吗？

即便不出门，热射病也一样避不开。热射病可以分为劳力性热射病和非劳力性热射病两种。

劳力性热射病是在高温、高湿及无风环境中进行高强度体力运动所导致的机体核心温度迅速升高（超过 40 ℃），伴有意识障碍、横纹肌溶解、弥散性血管内凝血、急性肝损害、急性肾损害等多器官、多系统损伤的极其严重的临床综合征，是中暑中最严重的一种类型，发病急、病情进展快，如果不能及时有效救治，病死率高，常见于夏季长时间户外作业人员、剧烈运动的健康青年人，尤其是在夏季参训的官兵和运动员。一旦怀疑参训官兵发生热射病，应立即将其转送至医院治疗。

非劳力性热射病常见于年老、体弱和有慢性疾病的患者，一般逐渐起病。开始时症状不易发现，1～2天后症状加重，出现神志模糊、谵妄、昏迷等，或有大小便失禁，体温高达 40～42 ℃，同时会伴有心力衰竭、肾衰竭等表现。值得一提的是，非劳力性热射病的发生不一定都会出现在室外。近年来有报道，在夏季，老年人不舍得开空调导致室内温度过高，进而发生热射病的病例；也有产妇在坐月子时，虽然不是夏季，但穿戴过多、室内不通风、温度高、闷热，最终导致热射病发生的病例。

为什么热射病只是中暑，却要进ICU？

热射病虽然是中暑，但属于重症中暑。热射病患者体温可高达 40 ℃以上、皮肤干热无汗、昏迷、血压升高等症状，有的患者甚至出现肾衰竭、心力衰竭、肝衰竭、呼吸衰竭等全身各器官组织的功能急性受损。如果得不到及时妥善的救治，死亡率高达 40%～50%。

症状危重的热射病患者，其治疗主要以降温、血液净化、防治弥散性血管内凝血为主。早期有效治疗是决定热射病预后的关键，早期治疗的预后比较好。而收治入 ICU 后，通过监护仪器不但可以对患者包括体温在内的生命体征进行密切监测，还可以尽早对患者开展床旁的持续血液净化治疗,纠正急性肾衰竭、心力衰竭;通过血流动力学的各种监测,纠正心力衰竭,稳定血压;使用降温毯立即给予患者全身降温并保护脑组织;呼吸衰竭患者可以通过建立人工气道进行机械辅助通气;还可以对患者尽早实施血浆置换治疗,来纠正急性肝衰竭。

通过 ICU 中先进的医疗手段,以及专业的医疗和护理团队,积极抢救重症热射病患者,可为其赢得更高的生存概率。

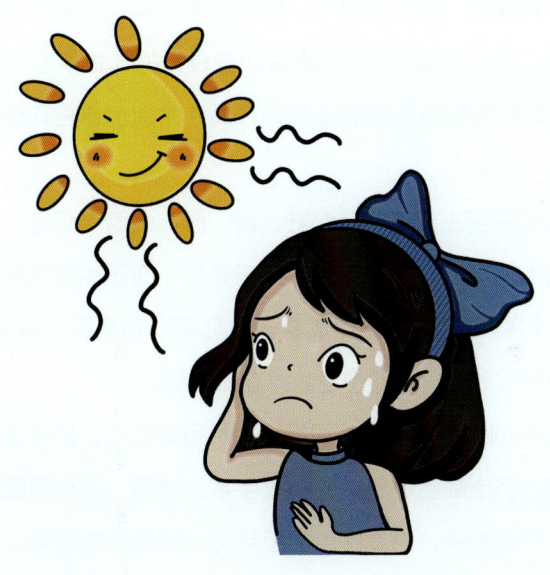

第九节 什么是多器官功能障碍综合征？

多器官功能障碍综合征（multiple organ dysfunction syndrome，MODS）是指在某些疾病过程中某个正常器官不能维持自身的特定功能，短时间内（24小时）使多个器官功能受损，从而影响全身内环境稳定的一种病理状态。

MODS 的早期临床特征常被原发病所掩盖，一旦明确，多数患者已进入疾病晚期，死亡率极高。目前临床资料显示病变过程所波及的器官越多，死亡率越高：2 个器官功能衰竭的死亡率为 50%～60%，3 个器官功能衰竭的死亡率达 85%，而 4 个以上器官功能衰竭的死亡率几乎达 100%。

这里的器官主要指的是心脏、肾、肝、大脑、肺等，出现多器官功能衰竭的情况时，患者的呼吸是不畅的，血压也会急剧下降，末梢循环差，口唇和指甲可能变成紫色，几乎没有意识，甚至出现休克、昏迷。对情况非常危急的患者必须立即抢救。

MODS 的病因有很多，包括较为严重的创伤，如多发性创伤、大面积烧伤、挤压综合征等；外科大手术、休克、各种原因引起的低氧血症；严重感染，如急性重症胆管炎、脓毒败血症等；某些疾病及操作，如出血坏死性胰腺炎、绞窄性肠梗阻、心肺复苏后等。

MODS 一旦发生，则不易控制，而且死亡率相当高。因此，预防特别重要，预防措施主要着重于以下几点。

在处理各种急症时应有整体观念,尽早做到全面诊断和处理

1. 依据严重创伤、感染、大手术等致病因素进行分析。

2. 识别临床表现:有的器官功能障碍临床表现比较明显,如心、肺、肾、脑功能障碍;而有的器官或系统临床表现不明显,如肝、胃肠和凝血系统。

3. 辅助检查:相关化验或监测结果对发现多器官功能障碍甚为重要,尤其是对早期临床症状不明显的病症更为重要。例如,测尿的比重、血肌酐可以显示肾功能,测血小板计数、凝血酶原时间可显示凝血功能等。

观察中枢循环和呼吸的改变

观察中枢循环和呼吸的改变,尽早发现和处理低血容量、组织低灌流和缺氧情况。要注意时间性,从现场急救时就要重视,并贯穿整个治疗过程。

防治感染

防治感染是预防 MODS 的重要措施,包括原发病即严重感染的治疗,其中有抗生素的合理使用和必要的手术引流,同时包括某些严重创伤、大手术并发感染的防治。

尽可能改善全身情况

尽可能改善全身情况,如营养状况、水及电解质的平衡等。

及早发现和治疗首先发生的器官功能衰竭

及早发现和治疗首先发生的器官功能衰竭,阻断其病理的连锁反应,防止多系统器官功能受损。

第十节 什么是脓毒症？

很多ICU患者家属可能经常会听到医生说"脓毒症及脓毒性休克"这个诊断。脓毒症发生率高且病死率高，近年来尽管抗感染治疗和器官功能支持技术取得了进步，其病死率仍可高达30%～70%，且脓毒症治疗花费高，医疗资源消耗大，严重影响患者的生活质量，已经对人类健康造成巨大威胁。

那么脓毒症到底是什么病呢？简言之，脓毒症是由感染引起的全身器官功能不全，比如肺炎、腹膜炎、尿路感染、蜂窝织炎、脑膜炎等，其病原微生物包括细菌、真菌、病毒及寄生虫等。脓毒症患者的常见表现为畏寒、发热、寒战；呼吸短促；心率加快，低血压；极度疼痛或不适；皮肤苍白、湿冷、"大理石"样花斑；嗜睡、醉酒态、躁动或意识混乱不清等。很多患者在出现怕冷、发热时被误认为感冒，从而耽误治疗。如果怀疑患上脓毒症或者感染没有得到控制，出现比如呼吸过快（每分钟大于22次）、血压低于100 mmHg、意识改变等，需立即由重症医学科进行评估。

按严重程度，脓毒症可分为脓毒症、严重脓毒症和脓毒性休克。脓毒症是指明确或可疑的感染所引起的全身炎症反应综合征。严重脓毒症是指脓毒症伴其所致的器官功能障碍及组织灌注不足。脓毒性休克是指脓毒症伴其所致的低血压，经液体治疗仍无法逆转。

第六章 疾病——ICU 常见的疾病都有哪些？

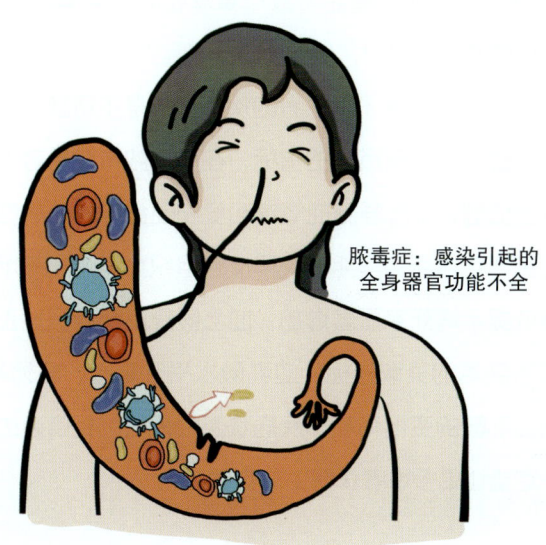

脓毒症：感染引起的全身器官功能不全

脓毒症虽然非常凶险，但我们也有不同的手段来治疗。

1. 抗感染：尽快明确或排除感染的解剖部位诊断，立即使用抗菌药物或最好在识别后 1 小时内使用。

2. 积极液体复苏：对低血压或乳酸升高的患者以 30 mL/kg 开始快速补充体液。

3. 机械通气：包括高流量鼻导管通气、无创机械通气等，对于脓毒症所致急性呼吸窘迫综合征的成人患者，推荐使用小潮气量（6 mL/kg）通气策略。

4. 肾脏替代治疗：成人脓毒症/脓毒性休克发生急性肾损伤，需要肾脏替代治疗的患者，使用连续或者间断的肾脏替代治疗。

5. ECMO：对于脓毒症所致严重急性呼吸窘迫综合征的成人患者，常规机械通气失败时，使用 ECMO 等。

治疗过程中，准确了解患者的疾病状态是不可缺少的部分。中心静脉压是反映右心室前负荷的指标，在严重脓毒症患者中应尽早开始中心静脉压监测；中心静脉血氧饱和度和混合静脉血氧饱和度在严重脓毒症和脓毒症休克的早期能较早反映组织全身灌注不足；静脉血氧饱和度降低提示病死率显著增加；血乳酸是反映组织是否处于低灌注状态和是否缺氧的灵敏指标，血乳酸水平升高时，病死率明显升高，动态监测血乳酸的变化有利于疾病状态的评估。相信通过及时有效的治疗，一定能让更多患者获得生的希望。

第十一节　什么是器官移植？

器官移植是将健康的器官移植到通常是另一个人体内使之迅速恢复功能的手术，目的是代偿受者相应器官因致命性疾病而丧失的功能。常用的移植器官有肾、心脏、肝、胰腺与胰岛、甲状旁腺、肺、骨髓、角膜等。

根据全球移植中心登记名录的资料统计，到 1992 年年底，全世界有 1406 个中心在开展临床器官移植：肾移植，506 个中心，移植 294 292 例次，最长有功能存活 29 年 11 个月；骨髓移植，263 个中心，移植 44 996 例次，最长有功能存活 24 年；肝移植，157 个中心，26 371 例次，最长有功能存活 22 年 11 个月；心脏移植，226 个中心，移植 25 331 例次，最长有功能存活 21 年 7 个月。列入记录的还有胰肾联合移植（102 个中心，3071 例次）、单纯胰腺移植（78 个中心，1424 例次）、肺移植（74 个中心，1830 例次）。

从理论上讲，器官移植可分为三大类：自体移植、同种移植和异种移植。自体移植是指摘除一个个体的器官并把它置于同一个个体。同种移植是指把同一种生物的某一具体的器官移植到同种生物的另一个个体上。异种移植是指把一种生物的器官移植到另一种生物上。一般我们此处所讲的器官移植是指同种移植，即把一个活人或一具尸体身上的器官移植到另一个活人身上这种意义上的移植。

移植在临床实践中的广泛应用为医治某些疾病开辟了广阔的前

景，但也带来了许多复杂的法律问题，诸如：每一个公民是否有承担提供器官的义务？器官采集在什么情况下是合法的？患者对自己的废弃器官是否享有所有权？未成年人可否捐献器官？胎儿可否作为供体？对尸体器官的提供能否采取强制措施？何时摘除器官最为适宜？利用动物器官进行移植是否损害了动物权利？

器官移植是活性移植，要取得成功，技术上有3个难关需要突破。

一是移植器官一旦植入受者体内，必须立刻接通血管，以恢复输送养料的血供，使细胞赖以存活，这就要求有一套不同于缝合一般组织的外科技术。

二是切取的离体缺血器官在常温下短期内就会死亡，不能用于移植。脏器离开人体后，需立即进行处理，一般可以存活4～36小时。如果离体后没有及时进行处理，一般可以存活10～15分钟，而要在如此短促的时间内完成移植手术是不可能的。因此，要设法保持器官的活性，这就是器官保存。这样才能赢得器官移植手术所需的足够时间。

三是医疗上用的器官来自另一个人，但是受者作为生物有着一种天赋的能力和机构（免疫机构），能对进入其体内的外来"非己"组织器官加以识别、控制、摧毁和消灭。这种生理免疫过程在临床上表现为排斥反应，可导致移植器官遭到破坏和移植失败。

尽管器官移植是挽救器官衰竭患者很重要的手段，但它的发展受到一个重要因素的限制——供体器官供不应求。世界卫生组织的统计表明，全世界需要紧急器官移植手术的患者数量与所捐献的人体器官的数量比为 20 ∶ 1。这个数字还不包括那些靠药物维持可以等待但又必须做器官移植手术的患者，如果把这类患者加上，需要器官移植的患者数与所捐献器官数的比值将拉大到 30 ∶ 1。因而供体器官的缺口非常大。

随着时代的发展和科技的不断进步，人类的生命价值得到了更多的保障和尊重，器官移植成为许多身患重疾的患者的一份新的希望。未来，我们有理由相信，器官移植技术将会不断完善，我们也有理由相信，在这个领域中，仍有很多值得探索和研究的地方，可为医疗技术的发展带来新的机会与挑战。

第十二节　什么是肾移植？

肾移植通俗的说法又叫换肾，就是将健康的肾脏移植给有肾脏病变并丧失肾脏功能的患者。人体有左右两个肾脏，通常一个肾脏就可以支持正常的代谢需求，当双侧肾脏功能均丧失时，肾移植是最理想的治疗方法。肾移植因其供肾来源不同分为自体肾移植、同种异体肾移植和异种肾移植，同种异体肾移植占肾移植手术中的大多数。

各种慢性肾脏疾病如果发展到尿毒症期，药物治疗无效，只有透析治疗或肾移植手术才能挽救生命。透析仅能清除体内产生的部分毒素，长期透析可引起一系列并发症，且长期不能脱离医院，生活质量较常人差之甚远。而肾移植是为患者植入一个健康的肾脏，术后可以彻底纠正尿毒症和终末期肾病的全身并发症，可以重返社会，生活质量与常人无异，这是每一位尿毒症患者所向往的，而且肾移植的费用要比长期透析少。

肾移植的适应证既要考虑原发疾病的种类，如肾小球肾炎、慢性肾盂肾炎、间质性肾炎、囊性肾病及肾硬化、糖尿病肾病等，还要考虑患者的年龄，5～60岁均可，一般认为在12～50岁较好。近年来年龄范围有所扩大，没有绝对明确的年龄界限，不乏80岁以上的患者接受肾移植成功的报道，但要慎重考虑患者的心血管情况及预期寿命。血型不同也可以做肾移植，跨血型的肾移植目前是一项比较成熟的技术。术前通过血浆置换、免疫吸附及一些抑制抗体的药物，把受者体内的抗体降到目标水平，再进行肾脏移植，一般只适用于亲属肾移植。

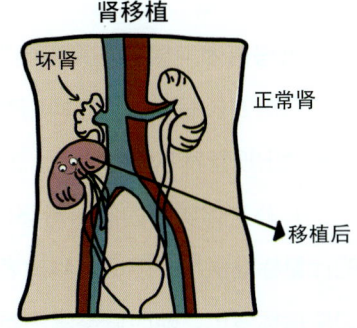

移植肾通常不在原来的位置上，而是放在髂窝处，肾动脉与髂内动脉端端吻合，肾静脉与髓外静脉端侧吻合。输尿管经过一段膀胱黏膜下隧道与膀胱吻合，以防尿液回流。肾移植术后注意事项如下。

用药注意

肾脏移植患者需要终身服用免疫抑制剂（除同卵双生子之间的移植外），药物的剂量由医生进行调节，自己不能随意增减药物；避免服用肾毒性药物，若必须使用，一定要在医生的指导下短期应用，并监测肾功能。

关注尿量和大便情况

多数患者是因为尿毒症需要进行肾移植治疗，当患者肾移植尿液逐渐恢复，需要进行补液来维持肾脏的血流灌注，术后患者会留置尿管。如果出现补液量不变，但患者尿量减少时，要及时与医生进行沟通，进一步排查原因。

肾移植后因麻醉剂的影响，胃肠道功能不能很快恢复，需要等待肠鸣音恢复和排气后再由流食逐步过渡到普食，要关注患者的大便情况，以每天1～2次的软便为宜，避免出现大便干燥。过度用力排便会导致腹压增高，挤压移植肾脏。

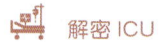 解密 ICU

饮食注意

肾移植术前患者多采取低蛋白饮食，且部分患者长期透析治疗，移植后需要长期服用免疫抑制剂，不同程度地影响了机体代谢，部分患者会出现营养不良的情况。这时需要关注以下饮食注意事项。

1. 补充优质蛋白质：肾移植初期蛋白质按每日每千克体重 0.8 g 的计量标准供给，密切观察患者血中尿素氮及肌酐水平，根据这些肾功能指标变化，随时调整蛋白质的供给量。蛋白质供给量应随肾功能恢复逐渐增加，直至每日每千克体重 1.5 g。

2. 糖分：肾移植患者需要克服排斥反应而使用大剂量的糖皮质激素，其糖耐量下降，血糖升高，甚至会出现继发性糖尿病，所以要适当限制糖分的摄入。

3. 肾移植患者术后的饮食结构以高碳水化合物、低脂、低热食物为主，比如富含碳水化合物的水果、蔬菜，以及富含蛋白质的肉、家禽、鱼、豆类。

养成良好的习惯

作息规律，尽量避免熬夜，做好体温、血压、体重及小便等体征的自我监测。一旦出现发热、肾胀痛、身体水肿、小便量减少、血压升高等症状，应立即就医，以免贻误病情。

保持警惕

在平时的生活和工作中要形成强烈的自我保护意识，不要造成移植肾的外部损伤。

第十三节　什么是肝移植？

各种原因引起的肝脏疾病发展到晚期危及生命时，采用外科手术的方法，切除已经失去功能的病肝，然后把一个有生命活力的健康肝脏植入人体内，挽救濒危患者的生命，这个过程就是肝移植。肝移植术是治疗终末期肝病的重要技术，通过肝移植，可以使晚期肝病患者在绝境中重获新的生机。

肝移植的适应证

一般来说，凡是可以做传统肝移植的疾病都可以做活体肝移植，主要包括以下几种疾病。

非致病性微生物引起的肝实质性疾病，如酒精性肝硬化、药物及化学毒物等所致的急慢性肝衰竭、先天性肝纤维化、囊性纤维性肝病、巨大肝囊肿。

各种致病微生物引起的各类肝炎及肝硬化致肝衰竭、门静脉高压症，包括乙肝病毒（HBV）及丙肝病毒（HCV）所致的急慢性重型肝炎、肝硬化，其中 HBV 感染相关的急慢性重型肝炎、肝硬化、肝衰竭是目前我国最多见的肝移植适应证，占所有病例的 80%～90%。

先天性代谢障碍性疾病，如肝豆状核变性、糖原贮积病、高氨血症等，由于某种物质代谢异常，患者常早年夭折或发育异常，是小儿肝移植中较多见的适应证。

胆汁淤积性疾病，如先天性胆道闭锁、原发性胆汁性肝硬化、硬化性胆管炎、继发性胆汁性肝硬化（SBC）、肝内胆管闭锁等。

肝脏恶性肿瘤无肝外转移及大血管侵犯时也可作为肝脏移植适应证。

肝脏是一个神奇的器官，拥有强大的再生能力。随着医学的不断进步与发展，亲体肝移植技术已发展成熟。对于肝移植供体而言，必须是健康成人（18～60岁），并达到下列要求：①全身无重大器质性疾病和传染病；②全身主要脏器功能良好，肝及其主要血管、胆管形态结构正常；③肝储备功能良好，以前没有得过肝病，也没有长期酗酒；④血型要一致，或者符合输血原则，也就是说O型血人群的肝可以捐给其他任何一种血型的患者；⑤没有精神障碍，具有完全的行为能力。

不适合做供体的有以下情况：①人类免疫缺陷性疾病患者（艾滋病）；②肝外存在难以根治的恶性肿瘤；③肝内外胆管癌；④不适合肝移植术的严重畸形；⑤不可逆转的肝性脑病患者；⑥各种败血症及严重全身性感染；⑦进行性心肺疾病；⑧酒精依赖症患者；⑨吸毒及精神病患者。

医生如何选择供肝呢？

在肝移植过程中，最重要的是要保障供肝者的安全，医生首先根据患者的体重粗略估算出所需要肝的重量，一般所需移植的肝重量是患者自身体重的1%左右就可以完全代偿肝脏的功能。成人一般取右半肝移植，供体需捐献60%左右的肝。供者高大，受者矮小，可选取左半肝，小儿肝移植可选取左半肝。

肝移植的类型

按照供肝种植部位不同，可分为原位肝移植和异位肝移植。原位肝移植，切除受体肝，将供肝植入受体原肝部位。异位肝移植，保留受体原肝，将供肝植入受体体腔的其他部位，如脾床、盆腔或脊柱旁。此外，还有辅助性肝移植及肝与心脏、肾等其他器官联合移植等。目前全球开展最多的是同种异体原位肝移植术，即通常意义上的肝移植。简言之，就是切除患者病肝后，按照人体正常的解剖结构将供体肝植入受体（患者）原来肝脏所处的部位。

原位肝移植又分为以下几种。①标准式肝移植，供肝大小和受体腹腔大小相匹配，按原血管解剖将整个供肝植入受体的原肝部位。②减体积性质肝移植，在受体腹腔较小而供肝体积相对较大，受体体腔不能容纳的情况下，切除部分供肝后再原位植入。③活体部分肝移植，从活体上切取肝左外叶作为供肝植入。④劈离式肝移植，将供肝分成两半，分别移植给两个受体。⑤原位辅助性肝移植，保留受体的部分肝脏，将减体积后的供肝植入病肝切除部分的位置。

活体肝移植的优缺点

优点：缺血时间短，大大地减少了由缺血再灌注损伤引起的胆道并发症；组织相容性好，亲属之间进行时发生排斥反应的概率降低，有些患者甚至产生了免疫耐受，也就是说不用再吃抗排斥的药物；择期手术时，可以充分进行术前的各项准备工作；因为没有所谓的供体获取材料费，所以医疗费用相对少一些。

缺点：不能完全保证捐肝者的安全，目前世界范围内大约有19位捐肝者死亡；由于吻合的血管和胆道要比全肝移植的细，因此手术后容易发生血管或胆道并发症，包括肝脏断面的出血、胆瘘等。但随着医学技术的提高，尤其是显微外科技术的应用，上述的血管和胆道并发症的发生率已经明显降低。

患者术后的重症监护是手术人员将术中情况提供给 ICU 医生和肝脏外科医生后的延续。患者转入 ICU 的第一步处理就是连接机械通气装置，接通各监护导联的连线和液体通路。然后迅速评估患者状态，判断患者的通气量是否充足，血流动力学是否稳定，检查血管通路情况和监测模式。患者的液体平衡评估应从生命体征、中心静脉压监测、毛细血管再充盈情况，以及术前与术后体重的差异这几个方面进行。最后根据血液学和代谢方面的化验结果判定是否需要调节电解质和液体平衡，是否需要补充血制品，氧合与通气是否满意，是否存在酸碱失衡，了解肝功能。另外，还需判断管路、引流和气管插管的位置。术后 12 小时内行腹部多普勒超声检查，了解血管是否通畅及腹部积液的量。

肝移植手术后注意事项

1. 出血观察。肝移植手术时间长、创伤大，术后使用抗凝血药物，因此密切观察有无出血倾向至关重要。出血可发生在移植术后任何阶段，但多数发生在早期，常见的是腹腔出血和胃肠道出血，需定时监测血常规、凝血酶原时间、活化部分凝血活酶时间；观察腹腔内有无出血，伤口有无渗血，观察左右膈下及胃管、胆管引流管中引流物的量、色泽和性质，观察引流管有无扭曲、阻塞、负压不足；遵医嘱调节肝素钠泵入量；必要时输血治疗；定时行腹部超声检查。

2. 排斥反应的检测。患者和家属要熟知排斥反应常见症状，及时复诊，以免延误治疗最佳时机，造成不良后果。肝移植术后的排斥反应有三种形式：超急性排斥、急性排斥、慢性排斥。临床常见急性排斥。急性排斥是肝移植术后早期严重并发症，多发生在术后第 6 天至第 6 周。在排除感染和外科因素的情况下，如突然出现体温升高、情绪波动（烦躁或萎靡）、倦怠、乏力、肝区胀痛，以及胆汁量减少、稀薄、色淡或黄疸加深、肝酶谱急剧升高、肝功异常，则提示发生排斥反应。一旦确诊，应遵医嘱及时大剂量使用激素进行治疗，肝移植术后前期需要每日抽血化验肝功能，并准确记录胆汁量。

3. 管道护理。管理好各种导管是护理好肝移植患者的重要环节之一。术后一般放置胃管、肝断面引流管、肝上引流管、腹腔引流管、尿管、静脉留置管、有创监测管道等。各管路应保持通畅，按时更换无菌导管、引流袋，严格执行无菌操作。可适当及早拔出无绝对必要留置的管路，以减少相关感染的发生概率，如尿管、外周留置针等。观察引流管内液体的量、性质，如果短期内引流出大量血性液体、患者腹胀、血压持续性降低，则提示有活动性出血，通知医生及时处理。

4. 用药注意事项。服用免疫抑制剂是肝移植术后预防和治疗排斥反应的必要方法，需终身服用，应在医生的指导下合理使用。服药过程中要做到"三个"准确：药名准确、剂量准确、时间准确。患者要严格按要求准时去医院监测血药浓度；要注意避免受凉，避免去人员过多过杂的场所，避免和有传染性疾病的人接触，流行性感冒流行期间应加强预防,一旦受凉感冒,要及时就医。

5. 呼吸道管理。患者术前若有呼吸系统疾病,应在护士的指导下进行呼吸训练及咳嗽和咳痰练习,术后进行雾化吸入,确保呼吸道通畅。

6. 密切监测血糖变化。肝脏是调节血糖浓度的重要器官,年龄小的患儿,通常要保证处在一个血糖相对偏高的状态,严格避免低血糖的发生。较大婴儿和儿童空腹血糖 < 2.8 mmol/L（50 mmg/dL）即为低血糖。较大儿童若出现多汗、颤抖、心动过速、烦躁、易激惹、饥饿感、恶心、呕吐等需要紧急处理,补充糖分,可口服糖水或静脉补充含糖溶液。

7. 大便颜色。胆道闭锁患儿术后还要注意观察其大便颜色,胆道闭锁时患儿大便可为陶土样,胆道通畅后大便颜色会逐渐转为正常颜色。若患儿大便始终为陶土样,应及时与医生联系,结合B超检查,判断患儿术后情况。

8. 定期抽血复查。定期检查血生化、血常规,出院后每2周检查一次。若无异常,则可以逐渐延长检查周期;若出现异常,则要随时复查;必要时检查与凝血功能相关的项目。

9. 保持规律生活。养成良好的生活习惯,避免过劳,保持充足睡眠。饮食结构合理,营养全面,选择易消化、营养丰富的食物。保持大便通畅。

随着我国公民逝世后器官捐献的大力推广及肝移植术式的不断发展创新,我国肝移植的手术例数、患者生存率和移植物存活率均不断提高,并发症发生率逐渐降低,已达到国际领先或先进水平,为更多的家庭带来了新生与希望。

第七章
日常急救技能

第一节　心搏骤停——心肺复苏

当患者心搏骤停时，需立即展开心肺复苏进行急救。心肺复苏操作要点如下。

1. 双手拍肩，双耳呼叫，判断患者意识。

2. 判断颈动脉搏动（喉结旁开 2～3 cm），检查胸廓或腹部，没有起伏立即行心肺复苏。

3. 按压位置：两乳头连线的中点。

4. 按压手势：双掌交叉，双手相扣，掌根着力，垂直按压。

5. 按压深度：成人垂直向下 5～6 cm。

6. 按压频率：100～120 次 / 分。

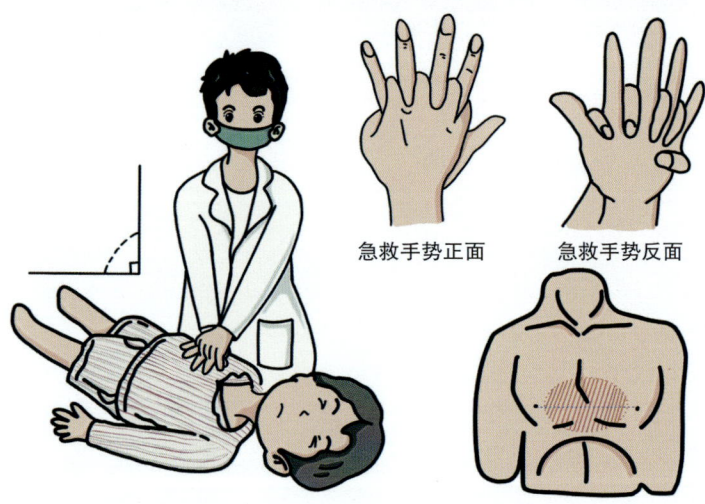

急救手势正面　　急救手势反面

7. 侧头清理口鼻腔的分泌物，取出假牙。

8. 一手的小鱼际下压前额部，使头后仰。另一手的食指和中指托起患者下颌的下方，将颌部向前抬起。

9. 施救者深吸气，捏住患者鼻子，用嘴包住患者的嘴，快速将气体吹入，用时1秒以上，重复2次。

10. 重复以上步骤，按压30次，吹气2次，交替进行，直至看到患者胸廓有轻微起伏。

第二节　气管异物——成人海姆立克急救法

当患者气管进入异物，需立即进行成人海姆立克急救，操作要领如下。

1. 施救者站在患者背后，呈弓步（剪刀脚），置于患者两腿中间。
2. 双臂环抱患者腰部，一手握拳（石头），拳眼对准患者上腹部（肚脐上2横指），另一手掌（布）保住拳头。
3. 连续快速向上、向内推压冲击，直到异物排出。

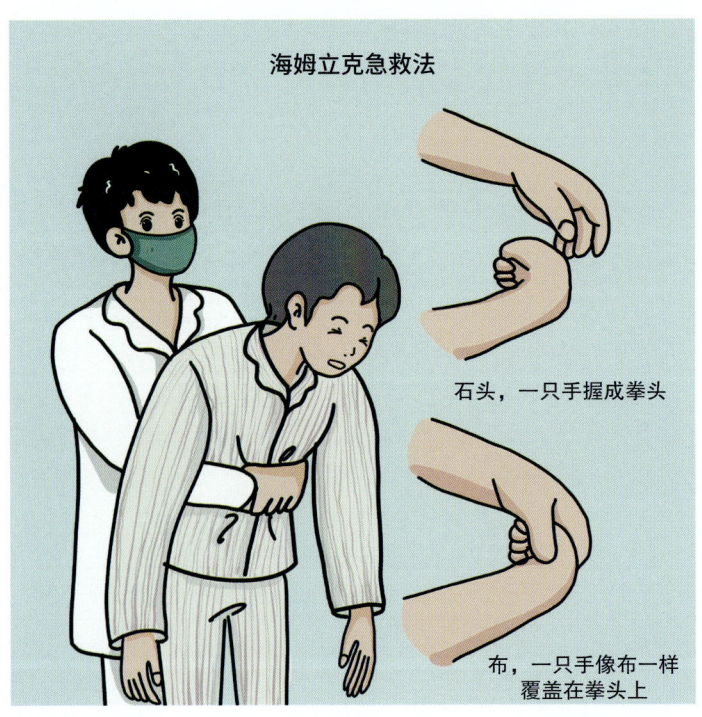

海姆立克急救法

石头，一只手握成拳头

布，一只手像布一样覆盖在拳头上

第三节 急性胸痛

当发生急性胸痛时，应对措施如下。

1. 及时就医。

2. 立即拨打"120"急救电话，告诉医生具体位置、现有症状，不要乱服药。

3. 心肌梗死、主动脉夹层、肺栓塞等，急救黄金时间只有 90 分钟。

第四节 中暑——迅速降温散热

对中暑患者，首要的是迅速帮助其降温散热。

1. 搬运患者至阴凉、通风处，解开其衣领、裤带。

2. 帮助散热：使用空调、电扇，用冷水擦拭身体，或将冰袋置于额头、颈部、腋窝或大腿根部腹股沟处。

3. 正确补水：多喝淡盐水，少量、多次饮水，每次不超过 300 mL，不要狂饮水。

4. 及时就医：轻者休息后症状减轻，及时就医；重者出现昏迷、高热、抽搐等症状，必须立即就医。

第五节 扭伤——"RICE"原则

当发生扭伤，处理应遵循"RICE"原则。

1. Rest：休息，防止再损伤。

2. Ice：冰敷，将冰凉的物品置于患处，每次冰敷 15～20 分钟，间隔 1～2 小时。

3. Compression：压迫止血，用手或绷带适当压迫肿胀部位或疼痛部位，可减少内部出血或继发性组织水肿。

4. Elevation：抬高患肢，减轻肿胀。

注意：冰敷时限一般是受伤后 48 小时内，冰敷后再热敷，严重扭伤要及时就医。

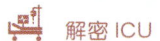 解密 ICU

第六节　烧伤、烫伤

烧伤、烫伤正确处理方法如下。

1. 冲洗：用流动的自来水冲洗或浸泡在冷水中，疼痛减轻后用冷毛巾敷伤处至少 1 分钟。

2. 脱：冷水浇在衣服上降温，不能直接脱下热衣服，冷水充分泡湿伤口后小心去除衣物，如衣服和皮肤粘在一起，切勿撕拉，剪去未粘部分，粘住部分用清洁纱布覆盖，小心去除。

3. 有水疱时千万不要弄破，使用烧伤膏，不要使用牙膏等物品。

附 录

各项化验正常值

名称	正常值参考范围	临床意义
血常规		
红细胞计数 (RBC)	男：$(4.0 \sim 5.5) \times 10^{12}$/L 女：$(3.5 \sim 5.0) \times 10^{12}$/L	大于正常值：严重脱水，肺源性心脏病，先天性心脏病，严重烧伤，休克等； 小于正常值：贫血，出血
红细胞压积 (HCT)	男：40%～50% 女：36%～45%	大于正常值：营养不良性巨幼红细胞性贫血，酒精性肝硬化，甲状腺功能减退； 小于正常值：小细胞低色素贫血，全身性溶血性贫血
血红蛋白浓度 (HGB)	男：120～160 g/L 女：110～150 g/L	大于正常值：严重脱水，肺源性心脏病，严重烧伤，休克等； 小于正常值：贫血，出血
白细胞计数 (WBC)	$(4 \sim 10) \times 10^9$/L	大于正常值：炎性感染，出血，中毒，白血病等； 小于正常值：白细胞减少症，脾功能亢进，造血功能障碍，药物、化学毒素引起的骨髓抑制，疟疾，伤寒，病毒感染等
单核细胞计数 (MONO)	$(0.3 \sim 0.8) \times 10^9$/L	大于正常值：某些细菌感染，单核细胞白血病，淋巴瘤，骨髓增生异常综合征，急性传染病恢复期； 小于正常值：无重要临床意义
单核细胞比例 (MONO%)	3%～10%	

续表

名称	正常值参考范围	临床意义
中性粒细胞计数（NEUT）	$(2.0 \sim 7.5) \times 10^9/L$	大于正常值：急性化脓性细菌感染，粒细胞白血病，急性出血，严重组织损伤或血细胞破坏，败血症，心肌梗死，尿毒症，糖尿病酮症酸中毒等； 小于正常值：伤寒，副伤寒，病毒性感染，疟疾，粒细胞缺乏症，化学药物中毒，自身免疫性疾病和脾功能亢进等
中性粒细胞比例（NEUT%）	$50\% \sim 70\%$	
淋巴细胞计数（LY）	$(0.8 \sim 4.0) \times 10^9/L$	大于正常值：百日咳，传染性单核细胞增多症，病毒感染，急性传染性淋巴细胞增多症，淋巴细胞性白血病； 小于正常值：免疫缺陷，长期化疗，X线照射后
淋巴细胞比值（LY%）	$17\% \sim 50\%$	
血小板计数（PLT）	$(100 \sim 300) \times 10^9/L$	大于正常值：原发性血小板增多症，慢性白血病，骨髓纤维化，感染，炎症，恶性肿瘤，缺铁性贫血，外伤，手术，出血，脾切除后的脾静脉血栓形成，运动后； 小于正常值：原发性血小板减少性紫癜，播散性红斑狼疮，药物过敏性血小板减少症，弥散性血管内凝血，血小板破坏增多，再生障碍性贫血，骨髓造血功能障碍，脾功能亢进
血小板压积（PCT）	$0.1\% \sim 0.35\%$	大于正常值：血小板在血液中的比例高； 小于正常值：血小板在血液中的比例低

续表

名称	正常值参考范围	临床意义
尿常规		
酸碱度（pH）	4.6～8.0（平均值6.0）	增高：频繁呕吐，呼吸性碱中毒等；降低：酸中毒，慢性肾小球肾炎，糖尿病等
尿比重（SG）	1.015～1.025	增高：多见于高热，心功能不全，糖尿病等 降低：多见于慢性肾小球肾炎和肾盂肾炎等
尿胆原（URO）	小于 16 μmol/L	增高：说明有黄疸
隐血（BLO）	阴性	阳性同时有蛋白者，考虑肾病和出血
尿白细胞（WBC）	阴性	如果阳性，提示尿路感染
尿蛋白（PRO）	阴性或仅有微量	阳性：可能存在急性肾小球肾炎，糖尿病肾性病变
尿糖（GLU）	阴性	阳性：可能存在糖尿病，甲状腺功能亢进，肢端肥大症等
胆红素（BIL）	阴性	阳性：可能存在肝细胞性或阻塞性黄疸
酮体（KET）	阴性	阳性：可能存在酸中毒，糖尿病，呕吐，腹泻
尿红细胞（RBC）	阴性	阳性：可能存在泌尿系统肿瘤，肾炎，尿路感染等
尿液颜色（COL）	浅黄色至深黄色	黄绿色、尿混浊、血红色等说明有问题

续表

名称	正常值参考范围	临床意义
生化检查		
丙氨酸转氨酶（ALT）	5～34 U/L	增高：肝胆疾病，病毒性肝炎，肝硬化活动期，肝癌，中毒性肝炎等肝功能异常，严重肝损伤时出现转氨酶与黄疸分离的现象，即黄疸日益加重，而 ALT 却逐渐下降
总胆红素（TBIL）	2.0～20 μmol/L	增高：各种原因引起的黄疸
直接胆红素（DBIL）	0.3～6.0 μmol/L	增高：阻塞性黄疸，肝细胞性黄疸
总蛋白（TP）	60～80 g/L	增高：脱水和血液浓缩，多发性骨髓瘤；降低：肝脏疾病，营养不良，广泛烧伤，肾病综合征，大量反复放胸腔积液或腹水，溃疡性结肠炎等
白蛋白（ALB）	35～50 g/L	增高：脱水和血液浓缩；降低：营养不良，肝脏疾病，慢性消化道疾病，消耗性疾病，肾病综合征，急性大出血，严重烧伤，腹水形成等
总胆固醇（TC）	3.1～5.7 mmol/L	增高：高总胆固醇是冠心病的主要危险因素之一，原发常由遗传因素引起，继发常见于肾病综合征、甲状腺功能减退、糖尿病、胆总管阻塞、妊娠等；降低：原发由遗传因素引起，继发常见于甲状腺功能亢进、营养不良、慢性消耗性疾病、恶性贫血、溶血性贫血

续表

名称	正常值参考范围	临床意义
血清高密度脂蛋白胆固醇（HDL-C）	男：1.16～1.42 mmol/L；女：1.29～1.55 mmol/L	与冠心病发病呈负相关，HDL-C低于0.9 mmol/L是冠心病危险因素；其下降多见于脑血管病、糖尿病、肝炎、肝硬化等，吸烟也可使其下降，饮酒及长期体力活动会使其升高
血清低密度脂蛋白胆固醇（LDL-C）	< 3.36 mmol/L	升高是动脉粥样硬化发生、发展的主要脂类危险因素
甘油三酯（TG）	0～1.6 mmol/L；青年：< 1.5 mmol/L；老年：< 2.0 mmol/L	增高：见于遗传因素，饮食因素，糖尿病、肾病综合征及甲状腺功能减退、妊娠、口服避孕药、酗酒等；降低：无重要临床意义
血肌酐（CREA）	45～133 μmol/L	增高：肾衰竭，尿毒症，心力衰竭，肢端肥大症；降低：进行性肌萎缩，白血病，贫血等
尿素氮（UREA）	3.9～7.1 mmol/L	增高：肾前性疾病，最重要的原因是失水；肾性疾病，如急性肾小球肾炎，肾衰竭；肾后性疾病，如前列腺肿大，尿路结石等；减少：肾功能失调，肝衰竭
尿酸（UA）	男性：< 420 μmol/L；女性：< 360 μmol/L	增高：痛风，急性白血病，肾衰竭，肝衰竭，剧烈活动及高脂肪餐后
血气分析		
pH	7.35～7.45	pH < 7.35为酸中毒；pH > 7.45为碱中毒

续表

名称	正常值参考范围	临床意义
二氧化碳分压（PCO_2）	动脉血：35～45 mmHg；静脉血：39～52 mmHg	PCO_2 > 45 mmHg 为呼吸性酸中毒或代偿后的代谢性碱中毒；PCO_2 < 35 mmHg 为呼吸性碱中毒或代偿后的代谢性酸中毒
氧分压（PO_2）	80～100 mmHg	
碳酸氢盐（HCO_3^-）	22～27 mmol/L	增高：呼吸性酸中毒或代偿后的代谢性碱中毒；降低：呼吸性碱中毒或代偿后的代谢性酸中毒
血钠（Na^+）	135～145 mmol/L	血清钠 < 135 mmol/L 为低钠血症；血清钠 > 145 mmol/L 为高钠血症
血钾（K^+）	3.5～5.5 mmol/L	血清钾 < 3.5 mmol/L 为低钾血症；血清钾 > 5.5 mmol/L 为高钾血症
血钙（Ca^{2+}）	1.15～1.35 mmol/L	增高：恶性肿瘤骨转移，原发性甲状旁腺功能异常，肾功能不全，酸中毒，脱水；降低：长期低钙饮食或吸收不良，甲状旁腺功能低下，严重肝病，慢性肾病，尿毒症等

参考文献

[1] 卫生部. 重症医学科建设与管理指南（试行）：卫办医政发 [2009]23 号 [A/OL]. (2009-02-26).

[2] 中华医学会肠外肠内营养学分会. 中国成人患者肠外肠内营养临床应用指南（2023 版）[J]. 中华医学杂志，2023,103(13):946-974.

[3] 王洪莲. 医院感染预警信息管理系统在护理安全管理中的应用效果[J]. 中医药管理杂志，2021,29(6):178-179.

[4] RUSSO T A, MARR C M. Hypervirulent Klebsiella pneumoniae[J]. Clin Microbiol Rev,2019,32(3):e00001-e00019.

[5] 黄华平，陈斌，王海燕. 洗必泰擦浴对预防成人重症监护病房患者导管相关性尿路感染效果的系统评价[J]. 护理研究，2016,30(25):3123-3127.

[6] COMANDUCCI A, BOLY M, CLAASSEN J, et al. Clinical and advanced neurophysiology in the prognostic and diagnostic evaluation of disorders of consciousness: review of an IFCN-endorsed expert group[J]. Clin Neurophysiol, 2020, 131(11): 2736-2765.

[7] GUÉRIN C, ALBERT R K, BEITLER J, etal. Prone position in ARDS patients:why,when,how and for whom[J]. Intensive Care Medicine,2020,46(12):2385-2396.

[8] 梁诗雨，李晨阳，邵乐文. ICU 后综合征风险预测模型的系统评价[J]. 中国护理管理，2023,23(3):431-437.

[9] 姜珊，李忠，路桂军，等. 安宁疗护与缓和医疗：相关概念辨析、关键要素及实践应用[J]. 医学与哲学，2019,40(2):37-42.

[10] 李红，马晶，王娟，等. 综合性管理措施对心脏瓣膜置换术后并发心

力衰竭的效果及对生存质量的影响[J].河北医药，2023,45(10):2980-2982.

[11] 孙烯辉,杨丽,黄德斌,等.机械通气患者胸部物理治疗效果的Meta分析[J].护理学报,2019,26(17):31-36.

[12] 陈瑞英,刘雅,孙婷,等.肺康复运动训练对肺癌患者呼吸运动功能、生活质量及总生存期的影响[J].中华物理医学与康复杂志,2019,41(1):31-36.

[13] WALKER D, ADEBAJO A, HESLOP P, et al. Patient education inrheumatoid arthritis：the effectiveness of the ARC booklet andthe mind map[J]. Rheumatology (Oxford),2007,46(10):1593-1596.

[14] HU L, LIU G. Effects of early rehabilitation nursing on neurologicalfunctions and quality of life of patients with ischemic stroke hemiplegia[J].Am J Transl Res,2021,13(4):3811-3818.

[15] KHORANA A A, FRANCIS C W, CULAKOVA E, et al. Thromboembolism is a leading cause of death in cancer patients receiving outpatient chemotherapy[J]. J Thromb Haemost,2007,5(3):632-634.

[16] 陈晓涵,吴巧利,曾丽梅,等.多频振动排痰机联合预防性护理对老年呼吸衰竭机械通气患者呼吸机相关性肺炎的预防效果[J].医疗装备,2021,34(23):174-175.

[17] FAN E, BRODIE D, SLUTSKY A S. Acute respiratory distress syndrome:advances in diagnosis and treatment[J].JAMA,2018,319(7):698-710.

[18] LI W, XU L, ZHAO H G, et al. Analysis of clinical distribution and drug resistance of klebsiella pneumoniae pulmonary infection in patients with hypertensive intra cerebral hemorrhage after minimally invasive surgery[J].Pak J Med Sci,2022,38(1):237-242.

[19] DEWAN M C, RATTANI A, GUPTA S, et al.Estimating the global incidence of traumatic braininjury[J]. J Neurosurg,2018,130(4):1080-1097.

[20] ZHANG Y H, ZHANG J, BUTLER J, et al. Contemporary epidemiology,management,and outcomes of patients hospitalized for heart failure in China:results from the China Heart Failure(China-HF) registry[J].J Card Fail,2017,23(12):868-875.

[21] MEDEROS M A, REBER H A, GIRGIS M D.Acute pancreatitis: a review[J].JAMA,2021,325(4):382-390.

[22] 陈永梅. 全面急诊护理干预在糖尿病酮症酸中毒患者中的应用观察[J]. 实用糖尿病杂志,2019,15(6):35-36.

[23] 王玲,金红旭,郭俊峰,等. 热射病临床研究进展[J]. 创伤与急危重病医学,2022,10(2):81-82.

[24] HERRADA A M, BONDAREV D, CLAYTON J, et al. 1 253:severe hypoalbuminemia and multiple organ dysfunction syndrome in children with severe sepsis[J]. Critical Care Medicine,2021,49(1):631.

[25] LIU Y C, YAO Y, YU M M, et al. Frequency and mortality of sepsis and septic shock in China: a systematic reviem and meta-analysis [J]. BMC Infect Dis,2022,22(10):564.

[26] THET Z, LAM A K, NG S K, et al. Comparison of skin cancer awareness and sun protection behaviours between renal transplant recipients and patients with glomerular disease treated with immunosuppressants [J].Nephrology (Carlton),2021,26(4):294-302.

[27] XIE X, WANG X, LI A, et al. A study of the effectiveness of mobile health application in a self-management intervention for kidney transplant patients[J].Iran J Kidney Dis,2023,17(5):263-270.

[28] GRIVA K, NEO H L M, VATHSALA A. Unintentional and intentional non-adherence to immunosuppressive medications in renal transplant recipients [J]. Int J Clin Pharm,2018,40(5):1234-1241.

[29] NAESENS M, KUYPERS D R, SARWAL M. Calcineurin inhibitor nephrotoxicity[J].Clin J Am Soc Nephrol,2009,4(2):481-508.

[30] SOOD S, TESTRO A G. Immune monitoring post liver transplant[J]. World J Transplan,2014,4(1):30-39.

[31] GLASER N, FRITSCH M, PRIYAMBADA L, et al. ISPAD clinical practice consensus guidelines 2022:Diabetic ketoacidosis and hyperglycemic hyperosmolar state[J].Pediatr Diabetes,2022,23(7):835-856.

[32] 张丛丛．ICU 以患者－家庭为中心探视方案的构建及应用研究 [D]. 青岛：青岛大学,2022.

[33] 宋景春，张伟，张磊，等．重症患者凝血功能障碍标准化评估中国专家共识 [J]. 解放军医学杂志,2022,47(2):107-117.